编写说明

中医课程速记丛书是以普通高等教育国家级规划教材为蓝本，采用七言或五言歌诀形式编著，概括了中医基础课程的内容精要，并以内容注释形式囊括了教学大纲要求掌握的全部内容。

中医诊断学是中医基础理论与临床各科之间的桥梁，是中医学专业课程体系中的主干课程，包括中医诊法、中医辨证、诊断综合运用等内容。该门课程知识点多，而且零散，对学习者来说，快速简便的学习记忆该门课程是师生普遍关心的问题。本书按照教材的框架体系将中医诊断学的知识点编成歌诀，执简驭繁，荟精萃要，朗朗上口，使人乐于习诵，便于记忆。读者只需熟读背诵数句简单上口的歌诀，便可以迅速掌握复杂的中医诊断学知识，本书可作为中医院校本专科学生的应试助学参考书，对于刚步入临床的初级医师也有很好的借鉴价值。

由于编者知识和经验有限，本书难免存在不足，请同行及读者多多批评指正。

编者
2015 年 12 月

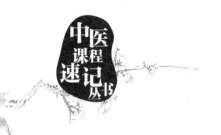

中医课程速记丛书

李兴广　杨毅玲　主编

中医诊断学
速记歌诀

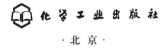

化学工业出版社

·北京·

本书是以"普通高等教育国家级规划教材"《中医诊断学》（供中医药类专业用）为蓝本，采用七字歌诀形式编著。概括了中医诊断学所学之精要。诀后又有具体要求的内容，对歌诀所述进行充分地解释说明，言简意赅，便于理解记忆。本书执简驭繁，荟精萃要，朗朗上口，使人乐于习诵，便于记忆。适用于中医院校学生及自学中医者阅读，对临床工作者亦颇具参考价值。

图书在版编目（CIP）数据

中医诊断学速记歌诀/李兴广，杨毅玲主编. —北京：化学工业出版社，2015.12（2025.5重印）
（中医课程速记丛书）
ISBN 978-7-122-25149-7

Ⅰ.①中… Ⅱ.①李…②杨… Ⅲ.①中医诊断学-基本知识 Ⅳ.①R241

中国版本图书馆 CIP 数据核字（2015）第 218073 号

责任编辑：李少华　　　　　　装帧设计：关　飞
责任校对：王素芹

出版发行：化学工业出版社
　　　　　（北京市东城区青年湖南街 13 号　邮政编码 100011）
印　　装：北京云浩印刷有限责任公司
710mm×1000mm　1/32　印张 8¾　字数 170 千字
2025 年 5 月北京第 1 版第 13 次印刷

购书咨询：010-64518888
售后服务：010-64518899
网　址：http://www.cip.com.cn
凡购买本书，如有缺损质量问题，本社销售中心负责调换。

定　　价：25.00 元

编写人员名单

主　编

李兴广　杨毅玲

编写人员
（按姓氏笔画排序）

田鹏飞　李兴广　李秀岭
杨毅玲　张　珊　张惠敏
林　燕　姜秀新

目 录

第二章　闻诊 / 56

第三章　问诊 / 66

绪　论

中医诊断学是根据中医学理论，专门研究如何诊断疾病表现，分析疾病变化，了解病变规律的一门科学。

一、中医诊断学的主要内容

【歌诀】

中医诊断学内容，望闻问切和辨证，

望诊观察七方面，神色形态舌排物。

闻诊切记两方面，听声音和嗅气味，

问诊症状及病史，脉诊按诊属切诊。

【内容】

（一）诊法

望诊——观察病人的神、色、形、态、舌象及排出物等以断病。

闻诊——听病人的语言、呼吸等声音，嗅病人发出的异常气味等以断病。

问诊——询问病人的有关病情资料，如病史、自觉症状等以断病。

切诊——包括脉诊和按诊。通过切脉和触按病人有关部位以断病。

（二）辨证

症、证、病的区别如下。

症——症状（包括体征），是背离人体正常生理范围的异常现象。

证——证候，对当时的环境、病因、病机、病位、病性及邪正盛衰（病势）等情况的概括。它反映了疾病的本质。

病——对疾病全过程的特点与规律所做的概括。

辨证——将四诊所获得的资料，根据中医学理论，进行分析综合，对病因、病性、病位、病机、病势等方面作出判断。

二、中医诊断疾病的基本原理

【歌诀】

诊病要知三原理，司外揣内表知里，

见微知著局把体，以常达变标衡异。

【内容】

（一）司外揣内

又叫"以表知里"，意为观察、分析病人的外部表现，就可以测知其体内的病理变化。医生诊断疾病时，通过观察、分析患者表现于外的症状、体征，去推测、认识存在于体内而不能直接感觉到的病机。临床上，望面色、听声音、问二便、切脉象、触肌肤等，均属"司外"；而对上述临床表现进行辩证思维，以审察病机，识别证候，便是"揣内"。

（二）见微知著

通过观察局部的、微小的变化，可以测知整体的、全身的病变。这是因为人体是一个不可分割的有机整体，其任何一部分都与整体或其他部分密切联系，因而局部可反映整体的生理、病理信息。例如，舌的局部变化可以反映脏腑气血的整体状况。

（三）以常达变

以正常的状况为标准，就可发现太过或不及的异常变化。这一原理用于中医诊断，意味着以健康人体的表现或状态去衡量病人，就可发现病人的异常之处及病变所在，从而为作出正确的诊断提供线索和依据。

三、中医诊断疾病的基本法则

【歌诀】

诊断遵循三原则，整体观念要考虑，

四诊合参免误诊，辨病辨证相结合。

【内容】

（一）整体观念

人体是一个有机的整体，而且人体与外界环境也是统一的。诊断疾病即使局部患病，也应考虑到整个人体及外界环境对病证的影响。

（二）四诊合参

望闻问切诸诊合参，详尽收集临床资料。为什么要四诊合参呢？

① 减少医生的主观感觉以及患者的主观感觉与自述

带来的偏差。

② 四诊各有独特的功能，又有局限性，只能相互补充，不能互相取代。

（三）辨别病证

既辨病又辨证。在辨病的基础上进行辨证。

四、中医诊断学发展简史

【歌诀】

中医诊断发展史，重要医家医著寻，
黄帝内经奠基础，伤寒杂病论六经。
西晋王叔和脉经，最早脉学专著书。
最早病历是诊籍，诸病源候论病源。
世医得效方十怪，二十七脉出濒湖，
张景岳编十问歌，脉诀汇辨六纲脉，
诊家枢要元滑寿，宋代陈言创三因，
卫气营血叶天士，三焦辨证吴鞠通。
敖氏伤寒金镜录，最早舌诊专著书，
彩图辨舌指南书，曹炳章著重要书。

【内容】 对中医诊断学发展史中发挥了重要作用的医家和医著，应有所了解（表1）。

表 1　中医诊断学发展史中重要医家及医著

朝代	医家	医　著	贡　献
公元前3世纪		《黄帝内经》	春秋战国至秦汉时代医疗经验和理论的总结,奠定了望、闻、问、切四诊及辨病辨证的基础

朝代	医家	医著	贡献
西汉	淳于意	"诊籍"	为历史上最早的病历
东汉	张仲景	《伤寒杂病论》	以六经论伤寒,脏腑论杂病,为系统论述辨证论治的经典著作
	华佗	《中藏经》	论述了脏腑寒热虚实及生死顺逆之法
西晋	王叔和	《脉经》	集前人脉学之大成,是我国现存最早的脉学专著
隋代	巢元方	《诸病源候论》	我国第一部论述病源与证候诊断的专著
唐朝	孙思邈	《备急千金要方》	诊候上注重掌握病源与病机的演变
宋代	陈无择	《三因极一病证方论》	创三因学说,是病因、辨证、理法较为完善的著作
	施发	《察病指南》	为诊法专著
元代	滑寿	《诊家枢要》	以浮、沉、迟、数、滑、涩六脉为纲
	杜清碧	《敖氏伤寒金镜录》	现存最早的舌诊专著
	危亦林	《世医得效方》	论述了危重病证的"十怪脉"
	戴起宗	《脉诀刊误集解》	详阐脉理
明代	李时珍	《濒湖脉学》	取诸家脉学之精华,分为27脉
	张景岳	《景岳全书·传忠录》	以阴阳为二纲,表、里、寒、热、虚、实为六变,明确此八项辨证的重大作用

朝代	医家	医　著	贡　献
清代	李延昰	《脉诀汇辨》	以浮、沉、迟、数、虚、实为六纲脉
	叶天士	《外感温热篇》	创温病的卫气营血辨证
	吴鞠通	《温病条辨》	创温病的三焦辨证
	周学海	《重订诊家直诀》	对诸脉的脉象、考辨、主病及参变等论述颇详
	陈士铎	《辨证录》	分述伤寒、中寒、中风等126门，七百余证，其辨证着重于症状的鉴别分析
	喻嘉言	《寓意草》	是当时中医学最完整的病历书写格式
近代	曹炳章	《彩图辨舌指南》	集历代医家论舌于一书，是舌诊的重要著作

第一章 望诊

第一节 全身望诊

一、望神

【歌诀】

有神目亮面色荣，表情自然神识清，
体态自如呼吸稳，正气未伤脏不衰。
少神介于得失间，精神不振思维钝，
懒言声低动作缓，心脾两虚肺肾亏。
失神目滞面色晦，表情淡漠意识昏，
动作失灵呼吸弱，消瘦语乱正大伤。
假神临终垂危见，阴阳离绝症突然。
神乱见于癫狂痫，文癫武狂羊角痫。

【内容】

（一）望神的意义

可以了解机体精气的盛衰和病情的轻重与预后。

精气充盛——神旺，即使患病也轻。

精气亏虚——神衰，有病亦多重。

（二）望神的重点

望神的重点是目（眼神）。

因目为五脏六腑精气之所注，目之功能与五脏六腑精气的盛衰有着密切的关系。

（三）望神的方法

要集中注意力，观察要迅速、敏捷，注意病人自然时的表现。

（四）望神的内容

主要有得神，少神，失神，假神，神乱五个方面。

1. 得神

即有神，表现如下。

目光——两目灵活，明亮有神。

面色——荣润含蓄。

表情——丰富自然。

意识——神识清楚。

言语——清晰。

体态——动作自如，反应灵敏。

呼吸——平稳。

肌肉——不削。

表示：正气未伤，脏腑功能未衰，虽病亦较轻浅。

2. 少神

即神气不足，介于得神与失神之间。表现如下。

目光——目光乏神，双目少动。

面色——面色少华。

神情——精神不振，思维迟钝。

言语——懒言声低。

体态——动作迟缓。

肌肉——肌肉松软。

表示：气血虚弱，心脾两虚，肺肾不足。

从得神→少神→失神，常提示疾病由轻到重，脏腑精气日见衰减。

3. 失神

即无神。表现如下。

目光——目无光彩，瞳仁呆滞。

面色——晦暗暴露。

表情——淡漠或呆板。

意识——蒙眬或神识昏迷。

言语——断续或语言错乱。

体态——身体沉重，反应迟钝，动作失灵，或循衣摸床、撮空理线。

呼吸——微弱或喘。

肌肉——周身大肉已脱。

表示：正气大伤，精气衰竭，病情严重，预后不良。

4. 假神

假神是垂危病人出现的精神暂时好转的假象，是临终的预兆。表现如下。

意识——原本已失神，但突然精神转佳。

目光——原目暗睛迷，突然目光转亮。

言语——原语声低微断续，突然响亮起来，言语不休，想见亲人。

面色——原面色晦暗，突然颧赤如妆。

食欲——原毫无食欲，突然食欲增强，食不知饱。

表示：精气衰竭已极，阴不敛阳，虚阳无所依附而外越，阴阳离绝。属危候。

古人比作"残灯复明"，"回光返照"。

5. 神乱

即精神错乱，神志异常，可见于癫、狂、痫病人。

癫——表情淡漠，沉默寡言，郁闷不乐，神志痴呆，喃喃自语，哭笑无常。

多因痰气郁结，阻蔽神明；或心脾两虚，神不守舍。

狂——狂躁不安，呼号怒骂，打人毁物，登高而歌，弃衣而走，不避亲疏。

多为痰火扰心；或阳明热盛，热扰神明；或蓄血瘀阻，蒙蔽神明。

痫——突然昏倒，口吐涎沫，牙关紧闭，四肢抽搐，醒后如常。

多因肝风内动，夹痰上逆，蒙蔽心窍所致。

二、望色

色分为颜色和光泽两方面。

（一）面部色诊的原理及意义

全身各脏腑的精气皆通过经络而上荣于头面，面部不仅气血充盛，而且各脏腑在面部都有其相应的感应区，面部色泽是脏腑气血之外荣，所以望面部色泽可以了解脏腑气血之盛衰及邪气对脏腑气血的影响。

（二）望色时的注意事项

（1）光源的色彩——应采用自然光，避免有色物体的干扰。

（2）化妆品影响——应排除化妆品造成的虚假病色。

（三）面色分候脏腑

【歌诀】

　　灵枢五色划分法，前额庭颜眉间阙，

　　鼻为明堂颊侧藩，耳门是蔽记心间。

　　素问刺热篇分法，偏与灵枢不相同，

　　右颊属肺左颊肝，额心颏肾鼻脾位。

【内容】　根据脏腑在颜面部相关的对应部位进行判断。其划分方法有两种。

其一：按照《灵枢·五色》划分法，见表1-1。

表1-1　《灵枢·五色》面部名称及所候脏腑

面部名称		所候脏腑
现用名称	《灵枢·五色》名称	
额	庭（颜）	首面
眉心上	阙上	咽喉
眉心	阙中	肺
鼻根	阙下（下极山根）	心
鼻柱	下极之下（直下年寿）	肝
鼻柱旁	肝部左右	胆
鼻尖	肝下（面王、准头）	脾
鼻翼旁	面王以上	小肠
鼻翼	方上	胃

面部名称		所候脏腑
现用名称	《灵枢·五色》名称	
颧骨下	中央	大肠
颊	夹大肠	肾
人中	面王以下	膀胱、子处

其二：按照《素问·刺热》篇划分方法，见表1-2。

表1-2　《素问·刺热》面部名称及所候脏腑

面部相关部位	左颊	右颊	额	鼻	颏
所候脏腑	肝	肺	心	脾	肾

（四）常色与病色

【歌诀】

　　　　生理面色是常色，又分主色和客色，

　　　　终生不变为主色，短暂改变属客色。

　　　　病色首分善与恶，有无光泽定善恶。

【内容】

1. 常色

即正常面色，是人在正常生理状态时的面部色泽。常色有主色和客色之分。

① 主色：凡属个体特征，终生不变的面色，即为主色。中国人的主色是红黄隐隐，明润含蓄。

② 客色：人体受季节、气候、饮食、环境、工作、情绪、运动等因素的影响致面色发生短暂性改变，称为

客色。

气候——春季面色稍青，夏季稍赤，长夏稍黄，秋季稍白，冬季稍黑。

昼夜——白昼则面色光辉外映；黑夜则面色隐约内含。

情绪——喜则面赤，怒则面青，忧则色沉，思则面黄，悲则泽减，恐则面白。

饮酒——酒后脉络扩张，则面红目赤。

饥饱——饱食胃气充盈，则面益荣润光泽；过饥胃气消减，则面色泽减而少气。

2. 病色

即人体在疾病状态时面部表现的色泽。应首先区分善色与恶色。《黄帝内经》将病情轻重不同，反映在面色不同表现归纳为善色与恶色两种。主要根据皮肤颜色有无光泽而区分为善色和恶色。

善色——凡色泽明润含蓄者，称为善色。说明脏腑精气未衰，胃气尚荣于面，是吉兆。

表示病情较轻，预后较好。

恶色——凡色泽晦暗枯槁者，称为恶色。说明脏腑精气已衰，胃气不荣于面，是凶兆。

表示病情严重，预后不佳。

现根据《素问·五脏生成》篇中记载，将常色、善色、恶色比较归纳如下（表1-3）。

以赤色为例：面色如以缟（白绢，半透明而有光泽）裹朱砂，红色隐约内含而有光泽，具有明润含蓄的特点，故为常色；面色赤如鸡冠，色红显露但有光泽，说明已属病态，但脏腑精气未衰，故为善色；面色赤如衃血（凝聚

表 1-3 常色、善色、恶色鉴别

五色	正常面色(常色)	轻病面色(善色)	重病面色(恶色)
青	如以缟裹绀	如翠羽	如草兹
赤	如以缟裹朱	如鸡冠	如衃血
黄	如以缟裹栝蒌实	如蟹腹	如枳实
白	如以缟裹红	如豕膏	如枯骨
黑	如以缟裹紫	如乌羽	如炲

之死血），红黑暴露而晦暗，说明脏腑精气已衰，故为恶色。

（五）五色主病

【歌诀】

> 面白虚寒失血证，黄主虚湿红属热，
>
> 青寒痛瘀肝惊风，黑寒肾虚瘀血饮。

【内容】 五色主病就是见其色而知其病证。

（1）白色 主虚证、寒证、失血证。

① 虚证：血虚——面色淡白无华而消瘦。

气虚——面色㿠白或淡白。

阳虚水泛——面色㿠白虚浮。

② 寒证：面色苍白。

③ 失血：面色苍白如壁。

（2）黄色 主虚证、湿证。

① 虚证：面色萎黄（淡黄枯槁无泽）。脾虚不能运化水谷精微所致。

② 湿证：黄胖（面黄虚浮）。脾虚不能运化水湿所致。

面目——一身尽黄，称为黄疸。

阳黄——面色黄色鲜明如橘皮色，为湿热熏蒸所致。

阴黄——面色黄色晦暗如烟熏，为寒湿郁阻所致。

（3）赤色　主热证。

实热——满面通红。

虚热——颧部嫩红。

戴阳——久病重病之人，面色苍白，却时而泛红如妆，嫩红带白，游移不定，为阴盛格阳于头面所致。

（4）青色　主寒证、痛证、瘀血、惊风、肝病。

寒证——青黑。

痛证——青色。

瘀血——青紫。

惊风——小儿惊风，常在眉间、鼻柱、口唇四周呈现青色。

肝病——面青。

（5）黑色　主肾虚、水饮、血瘀、寒证。

肾虚——面黑而暗淡为肾阳虚衰；面黑而干焦为肾阴不足。

水饮——眼眶周围发黑。

血瘀——面色黧黑而肌肤甲错。

寒证——青黑。

（六）望色十法

【歌诀】

浮表沉里清主阳，浊阴微虚甚病实，

散主新病抟拖久，泽为精盛夭气衰。

【内容】 见表 1-4。

表 1-4　望色十法内容

十法	含义	主病	动态变化
浮	面色浮显于皮肤之表	表证	由浮转沉,是病由表入里
沉	面色沉隐于皮肤之内	里证	由沉转浮,是病自里出表
清	面色清明	阳证	由清转浊,是病从阳转阴
浊	面色浊暗	阴证	由浊转清,是病由阴转阳
微	面色浅淡	虚证	由微转甚,是病因虚致实
甚	面色深浓	实证	由甚转微,是病由实转虚
散	面色疏散	新病	由散转抟,是病虽近而邪渐聚
抟	面色壅滞	久病	由抟转散,是病虽久而邪将解
泽	面色润泽	病轻	由泽转夭,是病趋重危
夭	面色枯槁	病重	由夭转泽,是病情好转

三、望形体

【歌诀】

　　形有强弱胖瘦分,强壮脏旺弱脆虚,

　　胖而能食脾胃健,胖而食少脾虚湿,

　　瘦而能食中焦火,食少而瘦中气虚。

【内容】 望形体,包括强弱、胖瘦、畸形、体型四部分。

（1）强弱

强——身体强壮,表现为胸廓宽厚,骨骼粗大,皮肤润泽，肌肉丰满。提示内脏坚实，气血旺盛。

弱——身体衰弱，表现为胸廓狭窄，骨骼细小，皮肤枯槁，肌肉消瘦。提示内脏脆弱，气血不足。

（2）胖瘦　过胖或过瘦都可能是病理状态。

胖而能食——形气有余，脾胃健旺。

胖而食少——形盛气虚，脾虚有痰。

瘦而能食——中焦有火。

瘦而食少——中气虚弱。

久病卧床不起，骨瘦如柴——脏腑精气衰竭，气液干枯，属病危。

（3）畸形　可见鸡胸、龟背、罗圈腿等畸形，多为先天不足，或后天失养。

（4）体型　体型可分为阳脏、阴脏和阴阳平和三种。

阳脏人——体型瘦长，头长颈细，肩窄胸平，身体姿势多前屈，平时喜凉恶热，大便多燥。其特点是阴气较亏而阳气偏旺，患病后易从阳化热，导致伤阴伤津。

阴脏人——体型矮胖，头圆颈粗，肩宽胸厚，身体姿势多后仰，平时喜热恶凉，大便多溏。其特点是阳气较弱而阴气偏旺，患病后易从阴化寒，寒湿内停。

阴阳平和之人——体型介于前两者之间。其特点是阴阳平衡，气血调匀。在平时无寒热喜恶之偏，大便不燥不溏，是大多数人的体质类型。

四、望姿态

【歌诀】

身轻转侧阳热实，身重蜷卧阴寒虚，

坐而仰首痰涎盛，但卧不坐气血虚。

角弓反张肝风动，肢软不痛多痿证，

关节肿痛痹证寒，半身不遂中风见。

【内容】 阳主动，阴主静，故喜动者为阳证，喜静者为阴证。

1. 卧态

病人卧位，身轻自能转侧，面常向外，多为阳证、热证、实证。

身重不能转侧，面常向里或蜷卧成团，多为阴证、寒证、虚证。

但卧不得坐，坐则晕眩，多为气血两虚。

2. 坐态

若坐而仰首，喘粗痰多，多是痰涎壅盛的肺实证。

若心悸、水肿、坐而不得卧，卧则气逆，多是心阳不足，水气凌心。

3. 活动异常

震颤——眼睑、面、口唇或手指、足趾不时颤动，多为血虚生风。

角弓反张——项背肌肉强直，头向后仰，躯干前挺，身体呈弓状，属肝风内动。

痿证——肢软无力，行动不便而不痛，为阳明湿热，或脾胃气虚，肝肾不足。

痹证——关节肿痛，肢体行动困难，多由风寒湿三气侵袭肢体经络所致。

中风——突然昏倒，不省人事，口眼㖞斜，半身不遂，为中风之中风入脏；若神志清楚，仅半身不遂，口眼㖞斜，为中风之风中经络。

痛处也多特殊姿态——"护处必痛"。

第二节　局部望诊

一、望头面

【歌诀】

> 头形过大伴弱智，肾精亏损脑积水，
> 小颅多是先天亏，佝偻病儿方颅见。
> 囟填实热囟陷虚，解颅肾亏风摇头，
> 血虚受风斑秃现，疳积脾虚发结穗。
> 面肿多见水肿病，阳水阴水上下分，
> 抱头火丹大头瘟，风热火毒上攻温，
> 痄腮风温少阳毒，发颐难治阳明毒。

【内容】

（一）望头

1. 头形

巨颅——头形过大，同时伴有智力发育不全，多是先天不足，肾精亏损；也可由于脑积水引起。

小颅——头形过小，同时伴有智力发育不全，多是先天不足，肾精亏损。

方颅——小儿前额左右突出，头顶平坦，颅呈方形者。是肾精不足或脾胃虚弱，颅骨发育不良的表现，可见于佝偻病、先天性梅毒等患儿。

2. 囟门

囟陷——囟门凹陷，多属虚证。见于吐泻伤津、气血不足和先天精气亏虚、脑髓失充所致。

囟填——囟门高突，多属实热证。多为温病火邪上攻，或脑髓病变，或颅内水液停聚所致。

解颅——囟门迟闭，骨缝不合，多是肾气不足，发育不良的表现。

3. 头的动态

头摇——头摇不能自主，多为风证。无论成人或小儿，多为肝风内动之兆。

（二）望发

青壮年脱发或头发稀疏易落，干枯不荣，多属肾虚，或血热。

突然出现片状脱发为斑秃，多为血虚受风。

小儿发结如穗，干焦稀少，生长缓慢，容易脱落，为疳积的表现之一，多属脾病，消化不良。

（三）望面

1. 面肿

（1）水肿病——分阳水和阴水。

阳水——眼睑头面先肿，上半身肿甚，多由外邪侵袭，肺失宣降所致。

阴水——下肢足部先肿，下半身肿甚，多由脾肾阳虚，水湿内停所致。

（2）抱头火丹——面部红肿热痛，色如涂丹，多由风热火毒上攻所致。

（3）大头瘟——头肿大如斗，面目肿盛，目不能开。多由天行时疫，瘟毒上攻所致。

2. 腮肿

痄腮——一侧或双侧腮部突然肿起疼痛，以耳垂为中心，边缘不清，按之有柔韧感，为感受风温毒邪，壅阻少阳所致。

发颐——颧骨之下，腮颌之上，耳前一寸三分发疽。多为阳明经热毒上攻，气血凝滞而成，多为难治之证。

二、望五官

（一）望目

【歌诀】

五轮学说心中吟，两眦血轮属于心，
白睛气轮肺所属，黑睛风轮肝莫属，
瞳仁水轮眼科肾，眼睑肉轮脾相奔，
目赤为火淡白虚，胞黑晦暗属肾虚。
昏睡露睛脾气虚，瞳孔散大濒死危。
瞳小中毒肝火旺，脾气不升胞睑垂。

【内容】　目为肝之窍，心之使。五脏六腑之精气皆上注于目。古人总结的五轮学说，将目部不同部位分属于不同的脏腑。

两眦血络——血轮——属于心。

白睛——气轮——属于肺。

黑睛——风轮——属于肝。

瞳仁——水轮——属于肾。

眼睑——肉轮——属于脾。

1. 眼神

有神：明亮光彩，转动灵活，黑白分明，视物清楚，表示无病，或虽病而易治。

无神：晦暗无光，目光呆滞，视物不清，说明病重难治。

2. 目色

（1）目赤肿痛 多属实热证。诸经热盛，皆可引起目赤。其具体分型如下。

白睛色红——为肺火或外感风热。

两眦赤痛——为心火上炎。

睑缘赤烂——为脾有湿热。

全目赤肿——为肝经风热上攻。

（2）白睛发黄——为黄疸的主要标志，对黄疸诊断具有重要意义。

（3）目眦淡白——属血虚、失血。是血少不能上荣于目所致。

（4）目胞色黑晦暗——多属肾虚。是肾精亏耗，或命门火衰，水寒内盛之象。

（5）黑睛灰白浑浊——目翳。为外障眼疾。老年人多为白内障。

3. 望目形

目窠肿——为水肿的常见表现。老年人肾气虚衰，也多见下睑肿。

目窠凹陷——多为伤津耗液，或气血不足。

胬肉攀睛——在白睛的眦角部位起膜，逐渐变厚，伴有血丝，红赤高起，而成胬肉，渐渐横贯白睛，渐侵黑睛。多由心肺两经风热壅盛，或脾胃湿热蕴蒸。

针眼——眼睑边缘生小疖，初起形如麦粒，易于溃脓，易于收敛，多由风热相搏，或脾胃热毒上攻所致。

4. 望目态

昏睡露睛——小儿睡眠露睛，多属脾气虚弱，气血不足，胞睑失养所致。常见于吐泻伤津和慢脾风的患儿。

睑废——又称胞睑下垂。双睑下垂者，多为先天不足、脾肾亏虚；单睑下垂者，可见于中风病危候或颅脑病变，也可见于外伤所致。

瞳孔散大——多为肾精耗竭，心神耗散，属濒死危象；或见于肝肾风火上扰的绿风内障；或某些中毒。

瞳孔缩小——肝胆火旺，或为中毒，如川乌、草乌、毒蕈、有机磷类农药等中毒或吗啡等药物反应。

(二) 望耳

【歌诀】

> 耳大肾足瘦薄虚，淡白血虚青黑痛，
>
> 耳轮甲错瘀血久，肝胆湿热脓耳流。

【内容】 耳为肾窍，为"宗脉之所聚"。另外，耳廓上还有脏器和身形各部的反应点。脏腑、经络、身形各部有病，便可反映于耳。所以望耳对于诊察全身的病变也具有重要意义。望耳主要是观察耳的色泽与形态变化。

1. 耳廓色形变化与意义

耳廓色泽红润——气血充足。

耳轮淡白——气血亏虚。

耳轮青黑——痛证。

耳轮红肿——肝胆湿热或热毒上攻。

耳轮干枯焦黑——肾精亏耗，精不上荣，为病重，可见于温病后期。

小儿耳背、发际处若有玫瑰红色的斑丘疹——多为麻疹病出疹之先兆。

2. 形态变化与意义

正常人耳廓厚大——肾气充足。

耳廓瘦薄——先天亏虚，肾气不足。

耳轮干枯萎缩——肾精耗竭。

耳轮皮肤甲错——久病瘀血。

3. 耳道变化与意义

脓耳——耳道有黄色脓液流出，多由肝胆湿热循经上熏所致。

（三）望鼻

【歌诀】

热入血分酒齇鼻，鼻红生疖胃热奇，

鼻柱溃陷麻风见，久流脓涕称鼻渊。

【内容】 鼻为肺窍，是呼吸之气出入的门户，鼻头应脾，鼻翼属胃，足阳明胃经分布于鼻旁。故鼻与肺、脾、胃关系密切。

1. 色泽、形态变化与意义

鼻头红肿生疖——多属胃热或血热。

酒齄鼻——鼻头或鼻翼部生红色粉刺。多因肺胃蕴热，热入血分所致。

鼻柱溃陷——多见于梅毒病人。

鼻柱塌陷——且眉毛脱落，多为麻风恶候。

鼻翼煽动——是肺气不宣，呼吸困难的表现。多见于热邪闭肺或哮病、喘病等。

2. 鼻道变化与意义

鼻流清涕——外感风寒。

鼻流浊涕——外感风热，或肺胃有热。

鼻渊——鼻久流腥臭脓涕，外感风热或胆经蕴热上攻于鼻。

鼻衄——鼻腔出血。多由肺胃蕴热，燥热灼伤鼻络所致。

倒经——个别妇女经期鼻衄随月经周期而作，为肝郁化火，或阴虚肺热所致。

（四）望口唇

【歌诀】

> 唇色红润胃气充，淡白失血紫瘀血，
>
> 口腔糜烂心脾热，湿热秽浊鹅口疮。

【内容】 脾开窍于口，其华在唇，手足阳明经环绕口唇，故望口与唇的异常变化，主要可以诊察脾与胃的病变。

1. 色泽变化与意义

唇色红润——是胃气充足，气血调匀的表现。

唇色淡白——是血虚或失血，唇失血荣所致。

唇色紫暗或暗黑——为瘀血所致。多见于瘀阻心脉或外伤致瘀的病人。

2. 形态变化与意义

口唇干燥——津液已伤，多属燥热伤津或阴虚液方。

口唇糜烂——多为脾胃积热上蒸，热邪灼伤唇部所致。

口角流涎——小儿多属脾气虚弱；成人多为中风络脉或中风后遗症，因口㖞不收所致。

口腔糜烂——即唇内和口腔黏膜出现溃疡，称为口疮，多由心脾积热上蒸所致。

鹅口疮——小儿口腔、舌上满布白斑如雪片，称为鹅口疮，为湿热秽浊之气上蒸于口所致。

麻疹黏膜斑——若小儿口腔颊黏膜（即第二磨牙处黏膜），出现针头大小的灰白色斑点，周围绕以红晕，称为麻疹黏膜斑，为麻疹将出之兆。对麻疹病早期诊断具有重要意义。

3. 动态变化与意义

口唇的异常动态常归纳为"口形六态"。即：

张（口开不闭）——主病虚。

噤（口闭不开）——主病实。

僻（左右㖞斜，口角缓急）——主肝经风痰。

撮（上下唇紧聚）——主邪正交争，正虚邪盛。

振（寒栗鼓急，上下振摇）——主阳气虚。

动（开合频繁）——主胃气将绝。

（五）望齿龈

【歌诀】

牙齿干燥热伤阴，齿松易脱人肾虚，

有洞腐臭为龋齿，牙龈红肿胃火炎。

【内容】 齿为骨之余，骨为肾所主；龈为手足阳明经分布之处，故望齿与龈的变化，便可诊察肾、胃的病变以及津液的盈亏状况。

1. 观齿

牙齿干燥，甚者齿如枯骨——胃阴已伤或肾阴枯竭、精不上荣。

牙齿松动，甚者脱落残缺，齿根外露——肾虚或老人。

牙关紧急——多属肝风内动。

入睡中咬牙啮齿——胃热，或虫积，或消化不良。

牙齿有洞、腐臭——为龋齿。

2. 观龈

龈色淡白——血虚不荣。

牙龈红肿——胃火上炎。

（六）望咽喉

【歌诀】

肺胃病变察咽喉，色红肿痛热毒灵，

肿痛不显虚热现，乳蛾白喉肺胃热。

【内容】 咽喉为肺、胃之门户，是呼吸、进食的通道。足少阴肾经循喉咙，挟舌本，与咽喉关系密切。故望咽喉主要可以诊察肺、胃的病变。

咽部色红，肿痛明显——属实热证，多由肺胃热毒壅盛所致。

咽部色红，肿痛不显——属虚热证，多由肾阴亏虚，虚火上炎所致。

乳蛾——咽部一侧或两侧喉核红肿疼痛，甚者溃烂有黄白色脓点，或脓性分泌物形成苔片状假膜，且很易剥离者，称为乳蛾，属肺胃热盛，火毒熏蒸所致。

白喉——咽喉间伪膜色灰白，坚韧不易剥去，重剥出血，很快复生者，称为白喉（疫喉），多是感染疫毒时邪所致。

三、望躯体

【歌诀】

> 瘰疬痰核肝气郁，地方水土气结瘿，
> 项强风寒或落枕，项软肾亏脾胃虚。
> 腹部膨隆多鼓胀，精气耗竭腹凹陷。

【内容】

（一）望颈项

（1）瘰疬　颈侧颌下有肿块如豆，累累如串珠。多由肺肾阴虚，虚火炼液为痰，或外感风火时毒夹痰所致。

（2）瘿瘤　颈前结喉处有肿块漫肿或结块，可随吞咽上下移动，为肝气郁结，气结痰凝，或与地方水土有关。

（3）项强　项部拘紧或强硬。

若头项强痛不舒，兼恶寒发热等症，多是外感风寒，太阳经脉郁滞所致。

若项部强直，不能前俯，兼壮热头痛，甚者神昏抽搐，为热极生风或破伤风等病。

若睡醒后，项部拘急疼痛不舒，称为落枕，是睡姿不当所致。

（4）项软　颈项软弱，抬头无力，称为项软，常见于小儿，为"五软"之一，多属肾精亏损或脾胃虚弱，以致发育不良而成。

（5）颈脉异常　半卧位或坐位时颈静脉明显充盈（颈静脉怒张），平卧时更甚者，可见于水肿或鼓胀等病人。

（二）望腹部

（1）腹部膨隆　可见于鼓胀、水肿或积聚。

若单腹鼓胀，四肢消瘦者，属鼓胀病。多为肝郁脾虚，气滞血瘀，水湿内停所致。

若腹部胀满，周身俱肿者，多属水肿病，为肺脾肾三脏功能失调所致。

若腹部局部膨隆，则多见于积聚等病人。临证必须结合按诊进行辨证。

（2）腹部凹陷　即仰卧时前腹壁明显低于胸骨至耻骨中点连线，称腹部凹陷（亦称舟状腹）。若见于新病，多为剧烈吐泻。

若见于久病，伴肉消著骨者，则为脏腑精气耗竭，属病危之象。

四、望四肢

【歌诀】

四肢水肿水肿病，热痹膝部红肿痛，

血行障碍青筋露，肺咳喘见杵状指。

【内容】 四肢包括上肢的肩、臑、肘、臂、腕、掌、指和下肢的髀、股、膝、胫、踝、跗、趾等部位组织。望诊时应注意观察四肢、手足的形态变化和动态的异常。

四肢水肿——是全身水肿的一部分，也有仅足跗肿胀，按之有凹痕者。可见于水肿病。

膝部肿大——膝部红肿热痛，屈伸不利，多为热痹，由风湿郁久化热所致。

青筋暴露——小腿脉络曲张，形似蚯蚓，甚者胀痛不舒，多因寒湿内侵，或因长期站立以致血行障碍所致。

手指变形——手指关节呈梭状畸形，活动受限者，称为梭状指，多由风湿久蕴，筋脉拘挛所致。指（趾）末节膨大如杵者，称为杵状指，多由久病咳喘，心肺虚损，血瘀痰阻所致。

五、望二阴

【歌诀】

> 阴挺脱肛中气陷，阴部湿痒湿热肝，
> 痔疮又分内外混，血热肠燥或湿热，
> 肛裂便血燥屎撑，瘘管流脓不收口，
> 阴囊肿大多水肿，肛痈破溃湿热痛。

【内容】 前阴为生殖和排尿器官，后阴指肛门。

观察前阴时，对男性应注意观察阴茎、阴囊和睾丸是否正常，有无硬结、肿胀、溃疡和其他异常的形色改变；

对女性诊察要有明确的适应证，由妇科医生负责检查，并需在女护士陪同下进行。

观察后阴时可嘱患者侧卧位，双腿尽量前屈靠近腹部，使肛门充分暴露。检查者用双手将臀部分开，即可进行观察。观察时应注意肛门部位有无红肿、痔疮、肛裂、瘘管及其他病变。

（一）前阴常见表现与意义

阴囊肿大——阴囊肿大，无红肿痒痛者，称阴肿。多为水肿所致。阴囊肿大，坠胀疼痛，可见于疝气，多因肝郁、寒湿、湿热、气虚或久立远行所致。

囊缩——指阴囊上缩，肝经受邪所致，或寒邪直中，或热邪内扰，若与舌卷并见，则病情危重。

阴部湿痒——阴部瘙痒，甚者红肿湿烂渗出，灼热疼痛，多为肝胆湿热循经下注而发。

阴挺——妇女阴户中有物突出如梨状，为子宫脱垂，多因中气下陷，或产后劳伤，使胞宫下坠阴户之外所致。

（二）后阴常见表现与意义

脱肛——即肛门脱出，多因脾虚中气下陷所致。

痔疮——肛门内外生有紫红色柔软肿块，突起如峙。多由肠中湿热蕴结或血热肠燥所致。

瘘管——肛门部生痈肿或痔疮溃后久不收口，外流脓水，可形成瘘管，瘘管长短不一，或通入直肠，局部痒痛，缠绵难愈。

肛裂——肛门裂口疼痛，便时流血，多因大肠热结，燥屎撑裂。

肛痈——肛周红肿高突，疼痛明显，甚则破溃流脓，多由湿热下注或外感热毒所致。

六、望皮肤

【歌诀】

> 斑大疹小抚之分，阳明为斑肺见疹，
> 湿郁肌表白㾦疹，多种皮损为湿疹。
> 热痈寒疽浅表疖，痛痒麻木疔毒险。

【内容】 皮肤为一身之表，内合于肺，卫气循行其间，有保护机体的作用。脏腑气血通过经络荣养皮肤。凡感受外邪或内脏有病，皆可引起皮肤发生异常改变而反映于外。因此，观察皮肤色泽形态的异常变化对于判断疾病有重要意义。观察时应注意皮肤色泽形态的变化和皮肤的病症。

（一）色泽变化与意义

（1）**皮肤发赤** 皮肤发赤，色如涂丹者，称为丹毒。

发于头面者，称为抱头火丹。

发于小腿者，称为流火。

发于全身，游走不定者，称为赤游丹。

发于上部者多由风热化火所致。

发于下部者因湿热化火而成，亦有因外伤染毒而引起者。

（2）**皮肤发黄** 面目、皮肤、爪甲俱黄者，为黄疸。应注意阴黄与阳黄的鉴别。

（3）**皮肤发黑** 皮肤色黑而晦暗，多因肾阳虚衰，温运无力，血行不畅；若色黑而干枯不荣，则属劳损伤肾，肌肤失养所致。

（4）皮肤白斑　皮肤局部明显变白，斑片大小不等，与正常皮肤界限清楚，且无任何异常感觉者，称为白癜风，多因风湿侵袭、气血不荣所致。

（5）皮肤润燥　若皮肤润泽，为津液未伤，营血充足。

若皮肤干涩不荣，多为津液已伤，或营血亏虚。

若皮肤干枯粗糙，状若鱼鳞，称为肌肤甲错，属瘀血日久所致。

（二）形态变化与意义

1. 斑疹

（1）斑　点大成片，或红或紫，平铺于皮下，摸之不碍手，压之不褪色，多因热郁阳明，内迫营血，从肌肉而发。

（2）疹　点小如粟，色红，高出皮肤，扪之碍手，压之褪色，多因风热郁肺，内窜营分，从皮肤血络而出。疹常见的有麻疹、风疹、隐疹。

麻疹——先见咳嗽喷嚏，鼻流清涕，眼泪汪汪，耳冷，耳后有红丝，发热三四天，开始出疹，从头面到胸腹四肢，疹色桃红，形如麻粒。

风疹——疹色淡红稀疏，时隐时现，瘙痒，或伴有轻度发热。

隐疹——其疹时隐时显，肤痒，搔之则连片成大丘疹，色淡红带白，不时举发。

2. 白痦

皮肤上出现的一种白色晶莹如粟的透明小疱疹，多见于胸颈部，偶见于四肢，不见于头面部，多因湿郁肌表，汗出不彻所致。

3. 湿疹

周身皮肤出现红斑，迅速形成肿胀、丘疹或水疱，继之水疱破裂，渗液，出现红色湿润之糜烂，以后干燥结痂，痂脱后留有痕迹，日久自行消退。多因风湿热留于肌肤所致。

4. 痈、疽、疔、疖

痈——红肿热痛，浅而高大，易溃易敛，为热毒熏蒸，气血凝滞而成。

疽——漫肿无头，肤色不变，边界不清，无热少痛，为寒邪郁结，气血凝滞所致。

疔——初起如粟，根深形小，其状如针，顶白而痛，或痒或麻或木，为邪毒侵袭，气血凝滞所致。

疖——浅表局限，形小而圆，红肿热痛不甚，易溃易敛，但易反复发作，为湿热蕴结所致。

第三节　望排泄物

排泄物变化总的规律是：凡色白、清稀者，多属虚证、寒证；凡色黄、稠浊者，多属实证、热证。

一、望痰涎

【歌诀】

望痰观察色质量，稀白痰寒黄稠热，
痰少而黏燥邪犯，量多性滑湿痰咳，

涎清量多脾胃寒，时吐黏涎湿浊泛，

流涎不止风中络，中风后遗症也见。

【内容】

（一）痰

望痰主要是观察其色、质、量等变化。

寒痰——痰稀白。因寒邪客肺，或脾虚失运，湿聚为痰所致。

热痰——痰黄稠。因热邪内盛，煎炼津液成痰。

燥痰——痰少而黏，难于咳出者。因燥邪犯肺或肺阴虚内热，肺失润养所致。

湿痰——痰量多，滑而易咳出者。因脾失健运，水湿内停，湿聚为痰。

肺痈——咯吐脓血腥臭痰。是热毒蕴肺，肉腐成脓所致。

（二）涎

望涎可以诊察脾与胃的病变。

口流清涎量多——脾胃虚寒，气不摄津。

口中时吐黏涎——脾胃湿热，湿浊上泛。

口角流涎不止——中风后遗症，或风中络脉。

滞颐——小儿口角流涎，涎渍颐下。多见于脾虚、胃热、虫积或消化不良。

二、望呕吐物

【歌诀】

呕吐黄绿色苦水，肝胆郁热胃失降，

食物残渣吐伤食，清寒浊热血热妄。

【内容】 观察呕吐物的形、色、质、量的变化，有助于了解胃气上逆的原因和病性的寒热虚实。

呕吐清水——多为寒呕。多为胃阳不足或寒邪犯胃所致。

吐出不消化食物——多属伤食。食积内停所致。

呕吐黄绿色苦水——多属肝胆郁热。

呕吐痰涎伴胃脘振水声——为痰饮。

吐血鲜红或紫暗有块——胃有积热，或肝火犯胃，或胃腑瘀血。

三、望大便

【歌诀】

> 大便清稀属寒湿，黄褐如糜湿热时，
> 完谷不化脾肾虚，下痢脓血属痢疾，
> 先血后便是近血，先便后血属远血。

【内容】 大便的形成与脾、胃、肠的功能状况密切相关，同时还受肝的疏泄和命门火温煦作用的直接影响，故观察大便的异常改变，主要可以诊察脾、胃、肠的病变和肝、肾的功能状况。观察时应注意其形、色、质、量等方面的异常改变。

大便清稀如水样——多属寒湿泄泻。

大便黄褐如糜——多属湿热泄泻。

大便完谷不化或如鸭溏——多属脾虚泄泻或肾虚泄泻。

大便如黏冻夹有脓血——多属痢疾。为湿热蕴结大肠。

大便灰白呈陶土色——多见于黄疸。

大便干燥结硬甚如羊屎——属肠道津亏。亦可见于噎膈病人。

大便出血——也称"便血"。若血色鲜红，为近血，可见于肠风下血，或肛裂出血等。若血色紫暗或色黑如柏油，为远血，多见于胃疡等疾病。

四、望小便

【歌诀】

> 小便关系肺脾肾，清长虚寒短黄热，
>
> 尿中带血热伤络，湿热内蕴有砂石。

【内容】 小便的形成与肾和膀胱的气化、肺的肃降、脾的运化、三焦的通调等脏腑功能状态有直接的关系。望小便时应注意其色、质、量的变化。

小便清长——多属虚寒证。可见于久病阳虚或年高体弱之人。

小便短黄——多属实热证。可见于外感发热或脏腑火热炽盛，或剧烈的汗、吐、泻病人。

尿中带血——多因热伤血络，或脾肾不固，或湿热蕴结膀胱。

尿有砂石——多因湿热内蕴，煎熬尿中杂质结为砂石所致。见于石淋病人。

小便混浊——多因肾气亏虚；或下焦湿热。可见于尿浊、膏淋等病人。

第四节　望小儿示（食）指络脉

【歌诀】

> 小儿指纹同脉诊，3岁以下才适用。
> 浮露主表沉隐里，红表紫热青痛风，
> 色淡脾虚紫黑瘀，风络气经命脏腑。
> 络脉增粗属实热，络脉变细虚寒测。

【内容】 示（食）指络脉，是指虎口至示（食）指内侧（掌侧）的桡侧表浅静脉（也称指纹）。适用于3岁以内的小儿。

由于小儿示（食）指络脉与成人寸口脉同属手太阴肺经，故望示（食）指络脉诊病原理与诊成人寸口脉原理基本相同。

3岁以内的小儿寸口脉部短小，加之诊脉时不易配合，常易哭闹，影响脉象的真实性。但一般对示（食）指络脉色泽、形状影响不大，且小儿皮肤较薄嫩，示（食）指络脉易于观察，故常以望示（食）指络脉作为代替脉诊的一种辅助方法。

一、示（食）指络脉的三关定位

将小儿示（食）指按指节分为三关。

风关——示（食）指第一节（掌指横纹至第二节横纹之间）。

气关——示（食）指第二节（第二节横纹至第三节横

纹之间）。

命关——示（食）指第三节（第三节横纹至指端）。

二、示（食）指络脉的观察方法

观察时让家属抱小儿向光，医生先用左手拇指和示（食）指卡住小儿示（食）指，找到桡侧表浅静脉，再用右手拇指指腹部，从小儿示（食）指指尖向指根部以轻重适中的力量推擦几次，然后观察络脉的变化。

三、示（食）指络脉的形色变化与意义

1. 浮沉

络脉浮露者，为病位较浅，可见于外感表证。

络脉沉隐者，为病邪入里，可见于外感病的里证阶段或内伤病证。

2. 颜色

络脉鲜红——外感表证。

络脉紫红——里热证。

络脉青色——主疼痛、惊风。

络脉紫黑——血络郁闭，病属重危。

络脉色淡——脾虚等虚弱患儿。

3. 长短

络脉显于风关——是邪气入络，病情轻浅。

络脉达于气关——是邪气入经，病位较深。

络脉达于命关——为邪深入脏腑，主病重。

络脉透过三关直达指端者——称透关射甲，病多凶险，预后不佳。

4. 形状

络脉增粗——多属实证、热证，是因邪正相争，气血壅滞所致。

络脉变细——多属虚证、寒证，是因气血不足，脉络不充所致。

第五节　望　舌

望舌，又称舌诊，是通过观察舌象，了解机体生理功能和病理变化的诊察方法，是中医望诊的重要组成部分，亦是辨证论治的重要依据。

一、舌与脏腑的关系及舌诊原理

（一）舌的结构与舌象形成的联系
【歌诀】

　　　舌分两面附口中，黏膜乳头有四种，

　　　舌肌运动灵而巧，拌食调音尝味功。

【内容】　舌是口腔中的一个由横纹肌组成的肌性器官，附着于口腔底、下颌骨和舌骨，舌扁平而长；整个舌以人字沟为界分为舌体和舌根，伸舌时一般只能看到舌体，故中医望舌的部位主要是舌体。

舌体的上面称舌背（舌面），下面称舌底；舌体的前端称舌尖，舌体的中部称舌中，舌体的后部称舌根，舌的两边称舌边；舌的正中有一条纵行沟纹，称舌正中沟。

舌面覆盖有许多乳头状突起，称为舌乳头，共有四种，即丝状乳头、菌状乳头、轮状乳头和叶状乳头，其中丝状乳头和菌状乳头与舌象形成有着密切关系，轮状乳头和叶状乳头与味觉有关。

在舌系带两侧有舌下静脉，古人称为"舌下大脉"。

舌具有感受味觉、调节声音、拌和食物等功能，与五脏六腑、气血津液有密切联系。

（二）脏腑经络与舌象形成的联系

【歌诀】

> 心肝脾肾系舌本，经脉经别经筋通，
> 三焦膀胱胃三腑，经脉经筋连舌中。
> 苔乃胃气熏蒸成，五脏六腑与胃通，
> 并与肾气不分离，先天后天两作用。
> 脏腑精气营于舌，病变也可观舌容。

【内容】　见表1-5。

表1-5　舌诊原理

舌象与脏腑经络的关系	舌诊病原理
心主血，手少阴心经系舌本	心开窍于舌，舌的脉络丰富，与心主血脉的功能相关，舌的主语言功能，舌的运动等受心神的支配；舌又居口中司味觉，故中医有脾开窍于口之说；舌苔是由胃气蒸化谷气上承于舌面而生成，与脾胃运化功能相应；舌体赖气血充养。脏腑组织，通过经络直接或间接同舌产生联系，一旦体内发生病变，就会出现舌象变化，所以观察舌象的各种变化，可以测知体内脏腑的病变
舌为脾之外候，足太阴脾经连舌本、散舌下	
肾藏精，足少阴肾经挟舌本	
肝藏血、主筋，其经脉络于舌本	
肺系上达咽喉，与舌根相连	在脏腑中，心、脾胃与舌的关系最为密切

（三）舌面的脏腑部位划分

【歌诀】

> 舌尖心肺脾胃中，两边肝胆根肾踪，
> 上以候上中候中，下以候下脏腑同。

【内容】 脏腑病变反映于舌面，有一定的分布规律。

舌尖——属心肺。

舌中——属脾胃。

舌边——属肝胆。

舌根——属肾。

二、舌诊的临床意义

【歌诀】

> 舌诊意义要记住，正气盛衰观舌质，
> 病位深浅察厚薄，病邪性质重苔色，
> 病势进退多方察，立法处方遵舌象。

【内容】 综合舌诊的临床意义，可概括为以下几个方面。

（1）判断正气的盛衰 舌质由脏腑气血所主，察舌质重点在于了解脏腑气血的盛衰。所以判断正气的盛衰主要在于观察舌质的神、色、形态各方面的变化。如舌质红润，为气血旺盛；舌质淡白，为气血衰虚；舌色晦暗，枯槁无华，是为失神，提示脏气衰败，正气大伤，预后不良。此外，舌苔的有无，又可反映胃气的存亡，故舌光无苔，表示胃气衰败或胃阴枯竭，正气已衰。

（2）判别病位的深浅 外邪入侵机体，随邪气侵犯部位的浅深，舌苔、舌质会出现有规律的变化。薄苔多为疾病初期，病位尚浅，病邪在表；厚苔多为病邪入里，病位已深。随着病邪由表入里，苔色也由白转黄或灰黑。舌质的颜色也反映着热邪入侵的层次，红舌者邪尚在气分，绛紫者则邪已深入营血。

（3）辨别病邪的性质 不同性质的病邪，舌象出现不同的反映。舌苔黄色或灰黑干燥多属热，苔白或灰黑滑腻多属寒；舌苔腐腻常为湿浊痰食内阻；舌质紫暗或紫斑，为瘀血之征。

（4）推断病势之进退 由于舌苔的变化反映着正邪消长和病位的深浅，所以，观察舌苔的变化可以推断病势的进退。这在急性热病中尤有特殊意义，如舌苔由白转黄、变黑，多见病邪由表入里，由轻变重，由寒化热，说明病进。反之，若舌苔由黑转黄再变为薄白，是邪热渐消，说明病退。

（5）指导临床立法及处方用药 舌象的状况，是临床立法、处方用药的重要依据之一。如风温初起，外邪袭表，苔薄白为邪在卫分，可用辛凉宣透的银翘散或桑菊饮。苔若转成纯黄无白时，为邪入气分，同时若见大热、大渴、大汗、脉洪大等症状者，可清气分之热，用辛寒清气的白虎汤。一旦舌色变成红绛，标志邪热已深入营分，可用清营透热的清营汤。若舌色变成深绛或紫绛，为邪热陷入血分，又宜用凉血散血的清热地黄汤（犀角地黄汤）等。

舌诊的基本规律已如上述，但应该指出，临床上有时也会遇到有病者而舌象变化不显；无病者，而又见舌象异常。这是由于禀赋不同及个体反应差异造成的。因此，在望舌时必须联系病史及个人体质，四诊合参，全面分析，才能作出正确的诊断。

三、舌诊的方法和注意事项

【歌诀】

> 望舌要采自然光，舌体放松尖下弯，
> 舌质先看苔后看，舌尖先看根后看。
> 饮食药物可染苔，苔色不符要问餐，
> 牙齿残缺半侧厚，张口呼吸苔燥干。

【内容】

（一）望舌的方法

望舌的方法见表1-6。

表1-6　望舌的方法

体位	望舌时但必须使舌面光线明亮，便于观察。患者可采取坐位和仰卧位
伸舌姿势	伸舌时必须自然地将舌伸出口外，舌体放松，舌面平展，舌尖略向下，尽量张口使舌体充分暴露。如伸舌过分用力、舌体紧张、蜷曲或伸舌时间过长，都会影响舌的气血流行而引起舌色改变，或舌苔紧凑变样，或干湿度变化
望舌顺序	望舌的顺序是先看舌尖，再看舌中、舌侧，最后看舌根部。先看舌体的色质，再看舌苔
望舌时间	在望舌过程中，既要迅速敏捷，又要全面准确。尽量减少病人的伸舌时间。如果一次望舌判断不清，可令病人休息

其他诊察方法	刮舌验苔的方法进行舌诊。刮舌可用消毒压舌板的边缘，以适中的力量，在舌面上由后向前刮三五次；如需揩舌，则用消毒纱布裹于手指上，蘸少许生理盐水在舌面上揩抹数次。这两种方法可用于鉴别舌苔有根无根，以及是否属于染苔

（二）诊舌的注意事项

舌诊作为临床诊断疾病的一项重要依据，就必须注意排除各种操作因素所造成的舌象变化，见表1-7。

表1-7 诊舌注意事项

光线影响	光线的强弱与色调，对颜色的影响极大，稍有疏忽易产生错觉。望舌以白天充足、柔和的自然光线为佳，光线要直接照射到舌面。避免面对有色的光线。光照的强弱与色调，常常会影响正确的判断。如光线过暗，可使舌色暗滞；周围有色物体的反射光，也会使舌色发生相应的改变
饮食影响	饮食和某些药物可以使舌象发生变化。如进食后，由于口腔咀嚼的摩擦、自洁作用而舌苔由厚变薄；多喝水可使舌苔由燥变润；过冷过热或刺激性的食物可使舌色发生变化；某些食物或药物，可以使舌苔着色，称为染苔
口腔对舌象的影响	牙齿残缺，可造成同侧舌苔偏厚；镶牙可以使舌边留下齿印；张口呼吸可以使舌苔变干等。这些因素引起的舌象异常，都不能作为机体的病理征象，应加以仔细鉴别，避免误诊

四、舌诊的内容

【歌诀】

舌质与苔需辨识，舌是本体苔属垢，

苔察气病质候血，常舌淡红薄白苔，

正气盈亏审舌体，邪气浅深重望苔。

【内容】 舌诊主要观察舌质和舌苔两方面内容。

舌质：又称舌体，是舌的肌肉脉络组织。分神、色、形、态四部分。

舌苔：舌体上附着的一层苔状物。分苔色、苔质两部分。

（一）正常舌象

正常舌象的特征：舌色淡红鲜明，舌质滋润，舌体大小适中、柔软灵活；舌苔均匀薄白而润。简称"淡红舌，薄白苔"。

（二）舌象的生理变异

（1）年龄因素　年龄是舌象生理变异的重要因素之一。如儿童舌质多淡嫩而舌苔少；老年人舌色较暗红或带紫暗色，但无明显的病变，故属生理性变异。

（2）体质、禀赋因素　因禀赋、体质不同，可以出现一些舌象变化。除上述因素外，尚有先天性裂纹舌、齿痕舌、地图舌等，多见于禀赋不足，体质较弱者，虽长期无明显临床症状，但也可以表现出对某些病邪的易感性，或对某些疾病的好发性。

（3）性别因素　女性因生理特点，在月经期可以出现蕈状乳头充血而舌质偏红，或舌尖边部有明显的红刺。月经过后可以恢复正常。

（4）气候因素　自然环境的变动，可引起舌象的相应变化。夏月湿邪较盛，苔每较厚而微黄。

（三）望舌质

1. 舌神和舌色

【歌诀】

有神荣润无神枯，虚寒淡白热现红，

红舌主热别虚实，实热有苔虚无苔。

绛色深红热入营，青紫淡紫瘀血寒。

【内容】

（1）舌神　从荣枯来诊察。

荣——荣润而有光彩，表现为：舌的运动灵活，舌色红润，鲜明光泽。

枯——枯晦而无光彩，表现为：舌的运动呆滞，舌质干枯，晦暗无光。

（2）舌色

① 淡白舌：舌色较正常人的淡红色浅淡，甚至全无血色。主虚证、寒证。

气血两虚——淡白而稍小。

阳虚寒证——淡白湿润，或舌体胖嫩或有齿痕。

② 红舌：舌色较淡红色为深，主热证。又有实热和虚热之分。

实热——舌鲜红，舌质苍老而起芒刺，兼黄厚苔。

虚热——舌鲜红而少苔，或有裂纹，或光红无苔。

③ 绛舌：较红舌更深，主内热深重，有外感与内伤之分。

外感病——热入营血。

内伤病——阴虚火旺；血瘀夹热。

④ 紫舌：舌色紫。主病有寒热之分。

热——绛紫。

寒——淡紫或青紫。

⑤ 青舌：主寒凝和瘀血。

2. 舌形

【歌诀】

> 舌形嫩老辨虚实，胖大齿痕水湿停，
>
> 肿胀鲜红心脾热，青紫晦暗肿中毒。
>
> 瘦薄舌因舌失养，点刺热亢裂精亏。

【内容】

（1）老嫩　老——舌质纹理粗糙、形色坚敛苍老，主实证、热证。

嫩——舌质纹理细腻、形色浮胖娇嫩，主虚证、寒证。

（2）胖大　舌体较正常舌为大，伸舌满口，叫胖大舌。主水湿痰饮停聚。

（3）肿胀　舌体肿大，盈口满嘴，甚者胀塞满口，影响呼吸言语。有以下三种情况。

舌鲜红而肿胀——心脾热盛。

舌紫而肿胀——邪热夹酒毒。

舌青紫晦暗而肿胀——中毒。

（4）瘦薄　舌体瘦小而薄。主气血两虚和阴虚火旺。

舌色淡而瘦薄——气血两虚。

舌色红绛、干燥而舌体瘦薄——阴虚火旺。

（5）点刺

点——突起于舌面的红色或紫红色星点。

刺——舌乳头高起突出舌面，形成尖锋似的样子，称为芒刺。

点刺均主热盛。

（6）裂纹　舌面上有明显的裂纹、裂沟，而裂沟中并无舌苔覆盖。主病有三。

热盛伤阴——舌红绛而有裂纹。

血虚不润——舌淡白而有裂纹。

脾虚湿侵——舌淡白胖嫩，边有齿痕而兼见裂纹。

（7）光滑　舌面光洁如镜，光滑无苔。也叫"镜面舌"、"光莹舌"，为胃气阴两伤。

（8）齿痕　舌体边缘有牙齿的痕迹。多由于舌体胖大而受齿缘压迫所致。故与胖大舌同见。主脾虚、水湿内停。

3. 舌态

【歌诀】

舌强伤津热入心，风痰阻络亦可引。

痿软伤阴气血虚，颤动见于肝风动。

吐弄舌属心脾热，危时吐舌心气绝。

痰瘀阻络舌歪斜，肝风夹痰亦不正。

寒热痰虚短缩舌，短缩绝对属病危。

【内容】

（1）强硬　舌体强硬，运动不灵活，或不能转动。

热入心包——舌红绛而强硬。

痰浊内阻——舌胖大有厚腻苔而强硬。

中风——舌体歪斜而强硬。

（2）痿软　舌体软弱无力，不能随意伸缩回旋。
多为热灼津伤或气血两虚。

舌红绛而痿软——热灼津伤，筋脉失养。

舌淡白而痿软——气血两虚，舌失荣养。

（3）颤动　舌体不自主地颤动，动摇不宁。

颤动是动风的表现之一。

（4）歪斜　伸舌时舌体偏向一侧，或左或右。

主中风、暗痱，或中风先兆。

（5）吐弄　舌伸出口外，不能回缩者，称为吐舌；伸
舌即回缩如蛇舔，或反复舔口唇四周，掉动不宁者，称为
弄舌。

吐舌和弄舌一般都属心脾有热。病情危急时见吐舌，
多为心气已绝。弄舌多为动风先兆或小儿智能发育不良。

（6）短缩　舌体卷缩、紧缩，不能伸长，严重者舌不
抵齿。多为病情危重的征象。

寒——淡白或青紫湿润而短缩，多属寒凝筋脉。

热——红绛而短缩，多为热病伤津，筋脉失养。

痰——舌胖大苔厚腻而短缩，为痰浊阻络。

虚——舌淡白胖嫩而短缩，多为气血俱虚。

此外，先天性舌系带过短，亦可影响舌体伸出，称为
绊舌。无辨证意义。

（四）望舌苔

1. 苔色

【歌诀】

　　　舌苔颜色分四类，白黄灰苔与黑色，

白苔主表也主寒，特殊热证积粉苔。

黄苔热证和里证，灰黑热极或寒盛。

【内容】

（1）白苔　主表证、寒证，但在特殊情况下也主热证。

表证——薄白苔。

寒证——舌淡苔白而湿润。

热证——积粉苔（苔白如积粉，扪之不燥），常见于外感温热病，秽浊湿邪与热毒相结而成。

（2）黄苔　主热证、里证。

（3）灰苔　主里证，可见于里热证，也可见于寒湿证。

灰而燥——热证。

灰而润——寒湿。

（4）黑苔　主里证，主热极，又主寒盛。

苔黑而燥裂，甚则生芒刺——热极津枯。

苔黑而润滑——阳虚寒盛。

2. 苔质

【歌诀】

薄苔主表风寒轻，亦可呈见常人中，
厚苔食浊痰湿重，燥苔津伤滑寒湿，
剥落总由胃气阴，镜面舌为胃大伤。
腐苔形如豆腐渣，食积痰浊和内痈，
腻苔细腻苔致密，痰饮湿热食顽痰。

【内容】

（1）厚薄　薄苔——透过舌苔能隐隐见到舌体之苔。见于健康人，或疾病初期，病在表，病情轻，未伤胃气，舌苔无明显变化。

厚苔——不能透过舌苔见到舌体之苔。主食浊、痰湿，主疾病在里，病情较重。

（2）润燥　苔之润燥，是指舌苔湿润或干燥，通过观察舌苔湿润或干燥可以了解津液盈亏变化。

润苔——舌苔干湿适中，不滑不燥，表示体内津液未伤。

燥苔——舌苔干燥，扪之无津，甚则舌苔干裂，表示津液损伤。

滑苔——舌面水分过多，伸舌欲滴，扪之湿而滑，主寒证、湿证。

（3）腐腻　腐苔——苔质疏松而厚，颗粒粗大，形如豆腐渣堆在舌面上，其边厚，边界清楚，极易脱落。是因阳热有余，胃阳蒸发食积痰浊所致，也可见于内痈。

腻苔——苔质致密，颗粒细腻，苔面较光滑，其苔紧盖在舌面上，中、根部稍厚，边周较薄，擦之不去，刮之不脱。腻苔多因湿浊内蕴，阳气被遏所致，主湿浊、痰饮、食积、湿热、顽痰等证。

（4）剥落　舌面本有苔，忽然全部或部分剥落无苔，脱落处光滑无苔而可见舌质。根据剥落的部位不同，有不同的名称。

前剥苔——舌苔前部剥落。

中剥苔——舌苔中部剥落。

根剥苔——舌苔根部剥落。

花剥苔或地图舌——舌苔大片剥落，边缘突起，界限清楚，剥落部位时时转移。

类剥苔——舌面剥苔处并不光滑，仍有新生苔质颗粒可见。

镜面舌——舌苔剥落殆尽，舌面光滑如镜，是剥苔最严重的一种。

剥苔总由于胃气、胃阴亏损；镜面舌多见于重病阶段，胃阴干涸，胃无生发之气。

（5）真假　真苔——也叫有根苔，舌苔坚敛而着实，紧贴于舌面，似从里生者。

有根苔表示有胃气。

假苔——也叫无根苔，舌苔不着实，似浮涂于舌面之上，刮之即去。

无根苔表示胃气已衰。

五、舌质和舌苔的综合诊察

在一般情况下，舌质和舌苔的变化是统一的，它们在主病方面保持一致。例如舌质红，舌苔黄干，两者都主热。综合判断结果是实热证，津液已伤。这种舌质和舌苔主病保持一致性的情况，在临床上最为常见。只要我们掌握了舌质、舌苔各自的主病规律，便不难作出综合判断。

但在某些情况下，舌质和舌苔的变化并不统一，它们在主病方面是会出现矛盾。例如，舌质红绛，舌苔却见白色。在主病上红绛舌主里热盛，白苔却是主表证、寒证、湿证，两者主病没有一致之处。此时，就必须四诊合参，再作出判断。根据临床上的经验，当舌质和舌苔出现主病矛盾时，舌质往往反映着疾病的本质，红绛舌反映的里热盛是疾病的本质。白苔是因为病情变化快，化热入里迅速而未及转黄之故。故临床诊察时一定要注意舌质、舌苔的综合诊察。

1. 淡白舌类

淡白舌干白苔——舌质淡白，中根舌苔白而干燥。属内伤脾肺气虚证，或燥邪伤肺证。

淡白舌白滑腻苔——舌质淡白，舌上有过多津液，苔白而厚腻。属脾阳不振，水湿潴留。

淡白舌黄滑苔——舌质淡，上布淡黄色滑润舌苔。

淡白舌黄燥苔——舌质淡白，苔黄厚而燥。属气血两虚，阳明热盛。

2. 红舌类

红刺舌黄干苔——邪热入里，热炽伤津。

红嫩无津舌——舌色鲜红柔嫩如新生，无苔，无点刺，干涩。又称"镜面舌"。属胃肾阴亏。可见于内伤杂病和温病后期。

红舌黄滑腻苔——舌质红，舌苔色黄而滑腻。属胃肠湿热，可以是外感湿热之邪入里而成，也可为饮食失常，湿热内生所致。

3. 绛舌类

绛舌白粉苔——舌质绛色，舌苔白厚如积粉。属瘟疫邪陷营分。

绛舌焦黄苔——舌质红绛，苔黄厚，干焦，摸之棘手。属实热壅盛，胃肠热结。

绛紫无苔舌——舌质绛色带紫，舌上无苔而干。属火盛津伤，气阴两亏。

4. 青紫舌类

舌薄白苔——舌色发紫，上布一层薄白苔，不燥不滑，酒客外感风寒。多见于有饮酒嗜好外感初期患者。若感受寒邪较重，也可以出现白滑苔。

紫绛舌黄燥苔——舌质紫绛，中铺黄厚干苔。是"绛舌焦黄苔"类舌象的进一步发展，表示热已深入血分。苔黄厚干燥，亦是胃肠有实热积滞之征。属血热深重，并胃肠热结。

青紫舌黄滑苔——舌色淡紫带青，苔黄稍厚而润滑。属寒凝血脉，痰食浊邪内伏。

舌象的表现非常复杂，所以一定要掌握要领，灵活运用。在作诊断时，尤需遵守"四诊合参"之原则。

第二章 闻 诊

闻诊包括听声音和嗅气味。

第一节 听声音

听声音是指听辨病人语声、语言、气息等的高低、强弱、清浊、缓急等变化，以及脏腑功能失调所发出的如咳嗽、呕吐等异常声响，来判断疾病病机的诊察方法。

一、正常声音

【歌诀】

> 正常声音音调和，发声自然言语清，
> 正常声音有差异，性别年龄情志异。

【内容】 正常声音，是指人在正常生理状态时发出的声音，亦称为"正声"、"常声"。

共同特点：发声自然，音调和畅，言语清楚，言与意符。

由于脏腑、形质、禀赋、性别等的个体差异，故正常声音也有大小、高低、清浊的差别。

性别——男性多声低而浊，女性多声高而清。

年龄——儿童则声尖利而清脆，老人则声浑厚而低沉。

情志——喜时发声欢悦而和畅，怒时发声忿厉而急疾，悲哀则发声悲惨而断续，敬则发声正直而严肃，爱则发声温柔而和悦。这些因一时情感触动而发的声音，也属正常范围。

二、病变声音

病变声音是疾病反映于语声、语言及其他人体声响的变化。

1. 发声

【歌诀】

发声重浊外感寒，湿浊阻滞肺不宣，

喑哑失音病机同，金实金破都不鸣。

鼾声昏迷中风重，小儿惊呼病惊风。

【内容】　发声异常的一般规律如下。

高亢洪亮——实证、热证、外感病证。

低微无力——虚证、寒证、内伤病证。

（1）发声重浊　多为外感风寒或湿浊阻滞所致。

（2）喑哑、失音　喑哑指声音嘶哑，失音指发不出声。病机如下。

金实不鸣——外邪乘肺或痰浊阻肺，肺气失宣；

金破不鸣——精气内伤，肺肾阴虚，津枯肺损。

妊娠后期出现喑哑或失音者，称为"子喑"，多为胞胎阻碍经脉，肾精不能上荣所致，一般分娩后即愈。

（3）鼾声　指熟睡或昏迷时喉鼻发出的鼻息声，多是气道不利。

熟睡时的鼾声多因慢性鼻病或睡姿不当所致，然并非全是病态，体胖、年老之人较常见。若鼾声不绝，昏睡不醒为中风入脏。

（4）惊呼　小儿阵发惊呼、声尖为惊风病。

2. 语言

【歌诀】

> 语言粗鲁是狂言，痰火扰心狂症见，
> 自言自语喃不休，独语癫症心气虚。
> 神识昏糊胡乱语，谵语为热扰心神，
> 郑声重复时断续，心气大伤神散乱。
> 言语错乱说后知，心气不足神失养，
> 中气大虚才夺气，语言謇涩风痰扰。

【内容】

狂言——语言粗鲁、呼号叫骂、登高而歌、躁扰不定、失去理智，为狂症，为痰火扰心。

独语——自言自语、喃喃不休、见人便止、首尾不续，为癫症，心气虚神失养。

谵语——神识昏糊，胡言乱语、声高有力，为热扰心神。

郑声——神志不清、语言重复、声音低弱、时断时续，属心气大伤，精神散乱。

错语——言语错乱，说后又自知讲错，多因心气不足，神失其养。

夺气——言语轻迟低微，欲言不能复言，为中气大虚。

言謇——即语言謇涩。语言不利，属风痰蒙蔽清窍，或风痰上扰，阻滞舌之经脉。

3. 呼吸

【歌诀】

> 喘哮短气要分清，喘哮均为呼吸难，
> 喉中有声特鉴哮，喘哮轻症是短气。

【内容】 注意喘、哮、短气的区别。

喘——呼吸困难、甚至张口抬肩、鼻翼煽动、不能平卧。有虚实之分。

实喘：喘声高，气粗，以呼出为快，为肺有实热，或痰饮内停。

虚喘：喘声低，气怯，以吸入为快，为肺肾气虚。

哮——呼吸急促似喘，发时喉中哮鸣有声，是一种发作性疾病，具有时发时止、缠绵难愈的特点。

短气——呼吸较正常人急而短促，似喘而不抬肩，虽急并无痰声，有虚实之分。

实：多由痰饮、食积、气滞、瘀血等实邪内阻，影响气机升降所致。

虚：肺气不足或元气大虚，气不足以息。

4. 咳嗽

【歌诀】

> 肺气上逆现咳嗽，咳声重浊感风寒，
> 清脆少痰属燥热，咳声不扬热痰黄，
> 鹭鸶鸟叫百日咳，声如犬吠疫白喉。

【内容】 咳嗽是肺失肃降，肺气上逆最常见的表现。然咳嗽与其他脏腑也有密切关系。咳嗽常伴咳痰，故闻诊除听辨咳声外，必须结合痰的量、色、质等异常变化，以及发病的时间、兼症等，以辨别病证的寒热虚实。

咳声重浊或紧闷——外感风寒或湿邪（寒咳）。

咳声清脆伴少痰或无痰——外感燥热（燥咳）。

咳声不扬伴痰稠色黄——热邪犯肺，肺津被灼所致（热咳）。

百日咳——咳声阵发，发则连声不绝，终止时如鹭鸶鸟叫声。风邪与伏痰搏结，郁而化热，阻遏气道。

白喉——咳声如犬吠，为感受疫毒。

咳声低弱无力——肺气虚。

5. 呕吐

【歌诀】

　　　吐势徐缓虚寒呕，较急声响实热吐。

　　　朝食暮吐叫胃反，热扰神明喷射吐。

【内容】 呕吐是指胃内容物（包括饮食物、痰涎、水液等）上逆，经口而出的表现。前人将呕、吐、干呕三者加以区别，以有声有物为呕，有物无声为吐，有声无物为干呕，临床统称呕吐。三者皆为胃失和降，胃气上逆所致。

吐势徐缓，声音微弱——虚寒呕吐。

吐势较急，声音响亮——实热呕。

朝食暮吐或暮食朝吐——叫"胃反"，多因胃寒脾弱，不磨水谷。

呕吐呈喷射状——热扰神明。

口干欲饮，饮水则吐一为水逆证。痰饮内停，胃气上逆所致。

6. 呃逆

【歌诀】

呃声高亢实热证，呃声低沉虚寒证。

不高不低日常呃，一时气逆不属病。

严重阶段出呃逆，土败胃绝转危重。

【内容】 呃逆，古称哕，俗称打嗝，表现为有气上逆于咽喉而出，发出一种不由自主地冲击声音，声短而频。

呃声高亢、声响有力的，多属实证、热证。

呃声低沉、气弱无力的，多属虚证、寒证。

若在其他急、慢性病之严重阶段出现呃逆，又每为病势转向危重的一种表现，谓之"土败胃绝"，预后欠佳。

日常的打呃，呃声不高不低，短暂且可自愈，多因咽食匆促，或食后偶感风寒，一时胃气上逆动膈所致，不属病态。

7. 嗳气

【歌诀】

嗳气俗称打饱嗝，食后嗳气并非病，

嗳出酸腐宿食停，情志增减肝气犯。

低沉断续胃气虚，脘腹冷痛寒客胃。

【内容】 嗳气，古称噫，俗称打饱嗝，是气从胃向上出于喉间而发出的声音，声长而缓。食后嗳气，并非病态。嗳气有虚实之分。

嗳出酸腐气味——多为宿食内停。

嗳气频作响亮，并随情志变化而增减者——多为肝气犯胃。

嗳气低沉断续，兼见纳差食少——多为胃虚气逆。

嗳气频作连续，兼脘腹冷痛——多为寒邪客胃。

8. 太息

太息又称叹息，即长吁短叹，是指病人情绪抑郁时，因胸胁胀闷不畅，发出的长吁短叹声，为情志不遂，肝气郁结的表现。

9. 喷嚏

喷嚏是肺气上冲于喉鼻而突然爆发的声响，外感风寒多见此症。常人偶发喷嚏，不属病态。

若喷嚏频作，兼恶寒发热，鼻流清涕者，多属外感风寒，刺激鼻窍所致；若阳气虚衰，日久不愈，忽发喷嚏者，则为阳气回复，病趋好转之佳兆。

10. 肠鸣

肠鸣又称腹鸣，是指胃肠运动产生的声响。正常情况下，肠鸣音低弱而缓和，一般难以直接闻及，当腹中气机不和时，胃肠中水气相激而辘辘声响，通过腹壁传出体表，可以直接闻及。临床可根据其发生的部位、声音辨病位与病性。

若声在脘部，如囊裹浆，振动有声，立行或推抚脘部，其声辘辘下行，为胃有水饮。

若声在脘腹，辘辘如饥肠，得温得食则减，受寒饥饿时加重，此为肠胃虚寒。

若声在腹部，肠鸣如雷，则属风、寒、湿邪胜。

第二节　嗅气味

【歌诀】

　　病体病室气味嗅，一般规律总要诱，

　　无臭为寒臭秽热，酸腐馊臭宿食停。

【内容】　嗅气味，是指嗅辨与疾病有关的病体之气与病室之气。病体之气包括口气、汗、痰、涕、呕吐物、二便、经、带、恶露等的异常气味。病室之气，是由患者病体本身或其排出物所发出，气味从病体散发以至充斥病室，足以说明病情的危重。一般规律如下。

微腥或无臭——虚、寒、寒湿。

浊腥、臭秽——实、热、湿热。

酸腐、馊臭——宿食停积。

一、病体之气

1. 口气

口气是指从口中散发出的异常气味。正常人呼吸或说话时无异常气味散出。

口气臭秽——称为口臭，多与口腔不洁、龋齿、消化不良或胃热有关。

口气酸臭——胃肠积滞。

口气腐臭——内有疮疡溃脓。

口气臭秽难闻，牙龈腐烂——多为牙疳病。

2. 汗气

汗气是指病人随汗液所散发的气味。

汗气腥膻——风湿热邪久蕴皮肤。

汗气臭秽——瘟疫或暑热火毒内盛。

腋下随汗散发阵阵膻臊气味——称为"狐臭"，多因湿热郁蒸所致。

3. 痰涕之气

咳痰黄稠气腥——肺热壅盛。

咳吐脓血腥臭痰者——为肺痈，痰热壅肺，血腐化脓所致。

咳痰清稀量多无异味——寒饮停肺。

鼻流清涕无异常气味——外感风寒表证。

久流浊涕腥秽状如鱼脑者——鼻渊。

4. 呕吐物之气

清稀无气味——胃寒。

酸臭秽浊——胃热。

酸腐——食滞胃脘。

呕吐脓血而腥臭——内有溃疡。

5. 排泄物之气

大便酸臭难闻——肠有郁热。

大便溏泄而腥——脾胃虚寒。

大便臭如败卵，矢气酸臭——宿食停滞。

小便臊臭，黄赤混浊——下焦湿热。

经血臭秽——热证。

经血气腥——寒证。

带下臭秽而黄稠者——多属湿热。

带下腥臭而清稀者——多属寒湿。

带下奇臭而杂色者——应进一步检查，以判断是否为癌病。

二、病室之气

【歌诀】

> 水肿晚期尿臊味，失血证候血腥味，
>
> 烂苹果味消渴重，脏腑衰败尸臭味。

【内容】 病室之气多由病体或其排出物散发于室内所形成，多属危重病证的表现。

烂苹果味——消渴病，属危重。

尿臊味——水肿病晚期。

血腥味——失血证。

尸臭味——脏腑衰败，病情重笃。

第三章 问 诊

第一节　问诊的意义及方法

一、问诊的意义

【歌诀】

　　问而知之谓之工，获取资料显神功，

　　早期诊断更重要，医患交流身心康。

【内容】　问诊是医生了解病情，诊察疾病的重要方法。

（1）获得的病情资料比较全面　问诊充分收集其他三诊无法获取的病情资料，因而在四诊中占有重要位置。疾病的很多情况，如疾病的发生、发展、变化的过程及诊治经过，患者的自觉症状、既往病史、生活习惯、饮食嗜好等，只有通过问诊才能获得。而这些资料，是医生分析病情、判断病位、掌握病性、辨证治疗的重要依据。

（2）有利于疾病的早期诊断　在某些疾病的早期，病人仅有自觉症状而尚未呈现客观体征时，只有通过问诊，才能使医生抓住诊断的重要线索。对于病情复杂或诊断困难的病人，详细而深入的问诊尤为重要。

（3）有助于医患之间的交流　通过问诊还可以了解患者的情绪和心理状况，通过医患间的交流和沟通，减轻患者的思想负担，有利于对精神、情志因素所致疾病进行正确诊断与心理疏导。

二、问诊的方法

【歌诀】

> 问诊首先抓主诉，重视主症了一般，
> 问诊直接问病人，语言通俗又易懂。
> 避免主观和片面，防止暗示性套问，
> 危重病人要细心，果断迅速快诊断。

【内容】

（1）抓住主诉，了解一般。既要重视主症（疾病的主要症状或体征），还要了解一般兼症，广泛收集有关辨证资料，以避免遗漏病情，影响诊断。

（2）直接问病人，因病人对自己的情况最清楚，体会也最深刻，但病人昏迷或不能诉说，则应向陪诊者了解病情，等病人好转之后，还应问病人，核实以前所记病史是否真实准确。

（3）语言应通俗易懂，切忌使用患者听不懂的医学术语。

（4）避免主观片面，防止暗示性的套问，以避免所获病情资料片面或失真。

（5）对叙述不清或弄虚作假者，应去伪存真。

（6）对危重病人，要细心、果断、迅速。力求很快明确诊断，给予治疗。

（7）语言要有条理。

（8）语言有时还要形象生动。

第二节　问诊的内容

【歌诀】

　　问诊内容较重要，一般情况联络要，

　　性别职业籍贯异，诊病治疗不同矣。

　　主诉只有一两症，主要痛苦估轻重。

　　现病史有四部分，发病过程现在症。

　　既往病史过去病，现有疾病作参考。

　　个人生活史有四，经历精神起居姻。

　　家族史问直系亲，遗传病史传染知。

【内容】

1. 一般情况

一般情况包括患者姓名、性别、年龄、婚否、民族、职业、籍贯、工作单位、现住址等。询问一般情况的意义如下。

一方面便于与病人或家属进行联系和随访，对病人的诊断和治疗负责；另一方面可使医生获得与疾病有关的资料，为诊断治疗提供一定依据。

年龄、性别、职业、籍贯等不同，各有不同的多发病。

年龄：水痘、麻疹、顿咳等病多见于小儿；癌病、胸痹、中风病等，多见于中老年。青壮年气血充盛，抗病力强，患病多属实证；老年人气血已衰，抗病力弱，患病虚证居多。

性别：妇女有月经、带下、妊娠、产育等疾病；男子可有遗精、阳痿等病变。

职业：长期从事水中作业者，易患寒湿痹病；硅沉着病（矽肺）、汞中毒、铅中毒等疾病，常与所从事的职业有关。

籍贯：某些地区因水土关系而使人易患瘿瘤病，疟疾在岭南等地发病率较高，蛊虫病见于长江中下游一带等。

2. 主诉

主诉是指病人就诊时最感痛苦的症状或体征的部位、性质及持续时间。如"四肢关节游走性疼痛一个月"，"咳喘反复发作二十年，加重伴心悸一周"等。

主诉一般只有一两个症，即病、证的主症。主诉通常是病人就诊的主要原因，也是疾病的主要矛盾所在，是调查、认识、分析、处理疾病的重要线索。通过主诉常可初步估计疾病的范畴和类别、病势的轻重缓急。

3. 现病史

现病史是指围绕主诉从起病到此次就诊时，疾病的发生、发展、变化以及诊治的经过。其内容包括发病情况、病变过程、诊治经过、现在症状四部分。

（1）发病情况　主要包括发病时间的新久、发病原因或诱因，最初的症状及其性质、部位，当时曾做过何处理等。对辨别疾病的病因、病位、病性有重要作用。

（2）病变过程　一般可按发病时间的先后顺序，询问其病情演变的主要过程。如某一阶段出现过哪些主要表现，症状的性质、程度有何变化，何时好转或加重，何时出现新的病情，病情有无变化规律等。可以了解疾病邪正斗争情况，及病情发展趋势等。

（3）诊治经过　主要询问患者在疾病过程中，曾经过的诊断及治疗情况。如询问初诊患者，曾作过哪些检查，结果怎样，作过何种诊断，经过哪些治疗，治疗的效果及反应如何等。了解既往诊治情况，可作为疾病当前诊断与治疗的参考。

（4）现在症状　现在症状，是辨证与辨病的重要依据，是问诊的主要内容。现在症虽属现病史范畴，但因其包括的内容较多，故将另列一节专门讨论。

4. 既往史

既往史又称过去病史，主要包括病人平素身体健康状况，以及过去曾患疾病情况。

（1）既往健康状况　病人平素的健康状况，可能与其现患疾病有一定关系，故可作为分析判断病情的依据。如素体健壮，现患疾病多为实证；素体衰弱，现患疾病多为虚证。

（2）既往患病情况　主要询问病人过去曾患何种其他疾病，是否接受过预防接种，有无药物或其他物品的过敏史，做过何种手术治疗等。

询问既往病史，对诊断现患疾病有一定作用。如哮病、痫病等，经治疗后，症状虽已消失，但尚未根除，某些诱因常可导致旧病复发。

5. 个人生活史

个人生活史主要内容包括生活经历、精神情志、生活起居、婚姻生育等。

（1）生活经历　询问病人的出生地、居住地及经历地，有助于排除某些地方病或传染病的诊断。

（2）精神情志　精神情志的变化，对某些疾病的发生、发展与变化有一定影响。因此，了解病人的性格特征、当前精神情志状况及其与疾病的关系等，将有助于对病情的诊断，并可辅以思想上的开导而有助于治疗。

（3）饮食起居　饮食偏嗜、生活起居失调，是导致某些疾病发生的原因之一。如素嗜肥甘者，多病痰湿；偏食辛辣者，易患热证；劳倦过度，耗伤精气，易患诸虚劳损；起居失常，饮食无节，嗜酒过度者，易患胃病、肝病等。可见饮食起居情况，对分析判断病情有一定意义。

（4）婚姻生育　对成年患者应注意询问：是否结婚，结婚年龄，爱人的健康状况，以及有无传染病或遗传病。育龄期女性应询问：月经初潮年龄或绝经年龄、月经周期、行经天数和带下的量、色、质等变化。已婚女性还应询问：妊娠次数、生产胎数及有无流产、早产、难产等。

6. 家族史

家族史主要询问病人的父母、兄弟姐妹、爱人、子女等以及与病人接触密切的其他人的健康情况和患病情况，必要时应询问直系亲属的死亡原因。询问家族史，对诊断某些遗传病及传染病有重要意义。如痫病、肺痨等。

第三节　问现在症

问现在症是指对病人就诊时所感到的痛苦和不适，以及与其病情相关的全身情况进行详细询问。

问现在症的范围广泛，内容较多。初学者可参考《十问歌》，即"一问寒热二问汗，三问头身四问便，五问饮食六胸腹，七聋八渴俱当辨，九问旧病十问因，再兼服药参机变，妇女尤必问经期，迟速闭崩皆可见，再添片语告儿科，天花麻疹全占验。"十问内容言简意赅，目前仍有指导意义，但在实际运用中，宜根据病人的不同情况，灵活而有主次地进行询问，不能千篇一律地机械套问。

一、问寒热

【歌诀】

> 恶寒发热主表证，寒重热轻表寒风，
> 风热表证发热重，伤风表证热恶风，
> 但寒不热多阳虚，里热极期壮热甚，
> 三种潮热都为热，寒热往来少阳疟。

【内容】　询问病人有无寒热的感觉。

① 寒：即怕冷，是病人的主观感觉，临床有恶风、恶寒、寒战、畏寒之别。

恶风——遇风觉冷，避之可缓的症状，较恶寒轻。

恶寒——怕冷，加衣被，近火取暖仍觉寒冷。

畏寒——怕冷，加衣被，近火取暖能够缓解。

寒战——是指恶寒严重，而伴有全身发抖的症状，又称战栗，为恶寒之甚。

②热：指发热。体温升高；或病人自觉全身或局部发热，而量体温并不增高。

五心烦热——病人自觉胸中烦热，伴手足心发热。

骨蒸发热——病人自觉有热自骨髓向外蒸发之感。

了解寒热情况，首先应询问病人有无怕冷或发热的症状，还要询问寒热出现的时间、寒热的轻重、持续的长短及其兼症等。

临床常见的寒热症状有恶寒发热、但寒不热、但热不寒、寒热往来四种类型。

1. 恶寒发热

是指恶寒与发热同时并见。多属外感表证。由于感受外邪的性质不同，寒热症状的轻重可分为以下三种类型。

恶寒重发热轻——主风寒表证。由于寒为阴邪，寒邪袭表伤阳，故恶寒明显；又因寒性凝滞，使卫阳郁闭失宣，故同时出现轻微发热。

发热重恶寒轻——主风热表证。由于风热为阳邪，阳邪致病则阳盛，阳盛则热，所以发热较重；又因风热袭表，使腠理开泄，所以同时有轻微恶寒。

发热轻而恶风——主伤风表证。由于风性开泄，腠理疏松，阳气郁遏不甚，所以发热恶风皆轻。

2. 但寒不热

新病恶寒——表证初期多见。外感病初起尚未发热之时，或寒邪直接侵袭脏腑经络。

久病畏寒——阳气不足。多因阳气虚衰，形体失于温煦所致。

3. 但热不寒

① 壮热：高热不退，但恶热不恶寒。主里热极期。兼见大汗、大渴、脉洪大等症。

② 潮热：发热如潮水之有定时，按时发热，或按时热更甚。具体分为以下三种。

日晡潮热——亦叫阳明潮热。常于申时即日晡（下午3～5时）之时发热明显，或热势更甚。主胃肠燥热内结之证。

湿温潮热——发热以午后明显，特点是身热不扬（肌肤初扪之不觉很热，但扪之稍久即感灼手），为湿热内盛。

阴虚潮热——午后或入夜低热，常表现为骨蒸痨热，兼见盗汗、颧红、五心烦热、口燥咽干，由于阴液不足，阴不制阳，阳热亢盛，虚热内生之故。

4. 寒热往来

恶寒与发热交替出现。

寒热往来无定时——病人时冷时热，一日发作多次，无时间规律，主少阳病。

寒热往来有定时——寒战与高热交替发作，发有定时，每日发作一次，或二三日发作一次，常见于疟疾。

二、问汗

【歌诀】

表证有汗多见风，表证无汗表寒生，

自汗气虚盗阴虚，大汗不止绝汗居，

病变转折出战汗，上焦中焦热头汗，

营卫不周半身汗，下焦阴汗心胸汗。

【内容】 汗是由阳气蒸化津液，从玄府达于体表而成。正常汗出具有调和营卫、滋润皮肤等作用。正常人在体力活动、进食辛辣、气候炎热、衣被过厚、情绪激动等情况下汗出，属生理现象。

若当汗出而无汗，不当汗出而汗多，或仅见身体的某一局部汗出，均属病理现象。

询问时，应注意了解病人有汗无汗，出汗的时间、多少、部位及其主要兼症等。

1. 有汗无汗

在疾病过程中，尤其对外感病人，询问汗的有无，是判断感受外邪的性质和卫阳盛衰的重要依据。

表证有汗——外感风邪所致的太阳中风证，即伤风表证；或外感风热所致的表热证。

表证无汗——外感寒邪所致的太阳伤寒证，即风寒表证。

里证汗出——导致里证汗出的原因较多，阳盛实热、或阴虚内热、或阳气亏虚、或亡阳、或亡阴等。

里证无汗——指当汗出时而不出汗。常因阳气不足，蒸化无力；或津血亏耗，生化乏源所致。多见于久病虚证患者。

2. 特殊汗出

特殊汗出，是指在出汗的时间、出汗的状况等方面具有某些特征的病理性汗出。主要有下列五种。

自汗——经常日间汗出不止，活动后尤甚者。多见于气虚或阳虚证。

盗汗——入睡之后汗出，醒后则汗止。多见于阴虚内热证，或气阴两虚证。

绝汗——在病情危重的情况下，出现大汗不止，每可导致亡阴或亡阳者，称为绝汗，又称脱汗。见于亡阴、亡阳。

战汗——在病势沉重之时，先见全身恶寒战栗而后汗出者，称为战汗。战汗是病变发展的转折点。如汗出热退，脉静身凉，是邪去正复之佳象；若汗出而身热不减，仍烦躁不安，脉来疾急，为邪胜正衰之危候。

黄汗——汗出沾衣，色如黄柏汁，多见于腋窝部，风湿热邪交蒸所致。

3. 局部汗出

头汗——仅在头部或头项部汗出较多者，又称但头汗出。多因上焦热盛，迫津外泄；或因中焦湿热蕴结，湿郁热蒸；或因素体阳气偏盛，热蒸于上所致或危重病人，虚阳上越，津随阳泄所致。

半身汗——身体的一半出汗，另一半无汗。多因风痰或瘀痰、风湿之邪阻滞经络，营卫不得周流所致。半身无汗多见于中风病、痿病及截瘫等病人。

手足心汗——手足心微汗出者，一般为生理现象。如汗出过多，可见于阴经郁热熏蒸，或阳明热盛，或中焦湿热郁蒸等证。

心胸汗——心胸部易出汗或汗出过多者。多因心病所致，见于心脾两虚或心肾不交等证。

阴汗——仅在生殖器、阴囊及其周围部位出汗较多者。多由下焦湿热郁蒸所致。

临床上除应辨别以上各种汗症外，还需注意了解汗的冷热、色泽等。如冷汗多因阳气虚衰所引起，热汗多由外感风热或内热蒸迫所致。汗出粘衣，色如黄柏汁者，称为黄汗，多因风湿热邪交蒸所致。

三、问疼痛

【歌诀】

> 胀痛气滞刺痛瘀，重痛湿邪隐痛虚，
> 灼痛火热冷痛寒，有形实邪绞痛寒，
> 酸痛湿证腰膝肾，掣痛肝病窜气风，
> 部位不同六经痛，胸痹真心痛多胸。
> 虚证痛久痛势轻，痛而喜按阵发松，
> 实证痛短痛势剧，痛而拒按持续痛。

【内容】 疼痛是临床上最常见的一种自觉症状。患病机体各个部位均可发生疼痛。导致疼痛的原因很多，可概括为虚实两类：因感受外邪、或气滞血瘀、或痰浊凝滞、或食滞、虫积等，阻滞脏腑、经络，闭塞气机，使气血运行不畅而致者，为"不通则痛"，属因实而致痛；因气血不足，或阴精亏损，使脏腑经络失养而致者，为"不荣则痛"，属因虚而致痛。问疼痛，应注意询问疼痛的部位、性质、程度、时间、喜恶等。

（一）问疼痛的性质

胀痛——痛而且胀。主气滞。但头部胀痛或目胀而痛，多见于肝阳上亢或肝火上炎。

刺痛——疼痛如针刺之状。主瘀血。

窜痛——痛处游走不定，或走窜攻痛。主风证、气滞。

冷痛——痛有冷感而喜暖。多因寒邪阻络或阳气不足，脏腑、肢体不得温养所致。

灼痛——痛有灼热感而喜凉。多由于火邪窜络，或阴虚火旺，组织被灼所致。

绞痛——疼痛剧烈如刀绞。多因有形实邪阻闭气机，或寒邪凝滞气机所致。

隐痛——疼痛并不剧烈，可以忍耐，却绵绵不休。主虚证。

重痛——疼痛并有沉重的感觉。由于湿邪所致。但头部重痛，也可因肝阳上亢所致。

酸痛——疼痛而有酸软的感觉，多见于湿证。唯腰膝酸痛属肾虚。

掣痛——也叫引痛、彻痛。指抽掣牵扯而痛，由一处而连及他处。多由经脉失养或阻滞不通所致。因肝主筋，故掣痛多与肝病有关。

空痛——痛而有空虚感觉。多由气血精髓亏虚，组织器官失去充养所致。

疼痛的一般规律如下。

虚证——久病疼痛，痛势较轻，时有缓解，痛而喜按。

实证——新病疼痛，痛势较剧，持续不解，痛而拒按。

寒证——疼痛喜温，得温痛减，遇风寒加重。

热证——灼热疼痛，喜凉恶热者。

（二）疼痛的部位

1. 头痛

根据头痛的部位，结合经络的循行部位，可确定病属何经。

前额连眉棱骨痛——阳明经头痛。

侧头部，痛在两侧太阳穴附近为甚——少阳经头痛。

后头部连项痛——太阳经头痛。

巅顶痛——厥阴经头痛。

引起头痛的原因很多，无论外感、内伤，虚实诸证，均可导致头痛，通过询问头痛的性质及兼症，可了解导致头痛的原因，作为辨证的依据。

2. 胸痛

胸痹——胸痛憋闷、痛引肩臂。

真心痛——胸背彻痛剧烈，面色青灰，手足青至节。

胸痹与真心痛均为心脉痹阻，轻的为胸痹，重的为真心痛。

肺痈——胸痛，壮热，咳吐脓血腥臭痰，为邪热壅肺，肺络损伤，血败肉腐成脓所致。

3. 胁痛

胁痛多与肝胆病有关。如肝郁气滞、肝胆湿热、肝胆火旺、瘀血阻滞以及悬饮。

悬饮——胸胁咳唾引痛、肋间饱满、咳逆喘促、舌苔白腻、脉弦滑，因饮停胸胁、气滞不畅所致。

4. 脘痛

多为胃的病变。通过询问脘痛的性质和兼症，可了解导致脘痛的原因，作为辨证的依据。

5. 腹痛

腹部的范围很广。首先查明疼痛的确切部位，判断病变所在脏腑。然后结合疼痛的性质及兼症，来了解引起疼痛的原因，以辨病证的虚实。

6. 腰痛

多为肾的病变。腰痛有寒湿、湿热、肾虚、瘀血之别。

7. 周身痛

新病周身痛——实证。

久病周身痛——虚证。

四、问头身胸腹不适

【歌诀】

> 肝病痰湿多头晕，气机不畅胸闷心，
> 心慌不安为心悸，惊悸怔忡需分清，
> 肝胆胁胀脘痞胃，气滞腹胀湿重身，
> 麻木或虚或肝风，乏力或虚或脾湿。

【内容】

（1）头晕　患者自觉头脑有眩晕之感，病重者感觉自身或景物旋转，站立不稳者，称为头晕。

头晕，伴胀痛，口苦，易怒，脉弦数——肝火上炎、肝阳上亢。

头晕，伴面白，神疲乏力，舌淡脉弱——气血亏虚。

头晕，伴头重，痰多，苔腻——痰湿内阻，清阳不升。

头晕，伴耳鸣，腰酸遗精——肾虚精亏，髓海失养。

头晕，伴外伤后出现，刺痛——瘀血阻滞脑络。

（2）胸闷　患者自觉胸部痞塞满闷的症状。胸闷与心、肺等脏气机不畅，肺失宣降，肺气壅滞有关。

胸闷，伴心悸气短——心气不足，或心阳不足。

胸闷，伴咳喘痰多——痰饮停肺。

胸闷，伴壮热，鼻翼煽动——热邪或痰热壅肺。

胸闷，伴气喘，畏寒肢冷——寒邪客肺。

胸闷，伴气喘，少气——肺气虚或肾气虚。

（3）心悸　患者经常自觉心跳、心慌、悸动不安，甚至不能自主的一种症状，称为心悸。心悸多是心神或心脏病变的反映，常因心之气血阴阳亏虚，或痰饮水湿、瘀血阻滞而导致。心悸有惊悸与怔忡之分。

因惊恐而致心悸，或心悸易惊，恐惧不安者，称为惊悸。常由外因引起，如目见异物、遇险临危等。无明显外界诱因，心跳剧烈，上至心胸，下至脐腹者，称为怔忡。怔忡常是惊悸的进一步发展，多由内因引起，劳累即发。

（4）胁胀　胁的一侧或两侧有胀满不舒之感，称为胁胀，多见于肝胆病变。

（5）脘痞　病人自觉胃脘胀闷不舒的症状。多属脾胃病变。

脘痞，伴嗳腐吞酸——食积胃脘。

脘痞，伴食少，便溏——脾胃气虚。

脘痞，伴饥不欲食，干呕——胃阴亏虚。

脘痞，伴纳呆呕恶，苔腻——湿邪困脾。

脘痞，伴胃脘有振水声——饮邪停胃。

（6）腹胀　病人自觉腹部胀满不舒，如物支撑——多因气机不畅所致腹胀有虚实之分。

腹部时胀时减而喜按者——多属虚证（脾胃）。

持续胀满不减而拒按者——多属实证（食积胃肠，或实热内结，气机阻滞）。

若腹部胀大如鼓，皮色苍黄，腹壁青筋暴露者，称为鼓胀——气血水等邪结聚于腹内而成。

（7）身重　患者自觉身体有沉重酸困的感觉，称为身重，多与肺脾两脏病变有关。

（8）麻木　患者肌肤感觉减退，甚至消失的症状，称为麻木，亦称不仁。多见于头面、四肢部位。多由气血亏虚，或肝风内动，或湿痰、瘀血阻闭经络，使经脉失于荣养所致。

（9）乏力　患者自觉肢体倦怠无力，称为乏力。乏力是多种内科疾病的常见症状，常因气血亏虚或脾虚湿困等导致，与肝脾两脏关系最为密切。

五、问耳目

【歌诀】

暴鸣声大肝胆火，渐鸣声小脾肾虚，
新病暴聋肝火逆，年老渐聋精气亏，
耳聋轻者为重听，痰浊上蒙肾精衰。
目赤而痛肝火炎，目昏雀盲精血亏。

【内容】

1. 问耳

（1）**耳鸣**　患者自觉耳内鸣响，如闻蝉鸣，或如潮声，妨碍听觉者。有虚实之分。

实证——暴鸣声大，以手按之更甚。为肝胆火旺；或痰火郁结。

虚证——渐鸣声小，以手按之可减轻。为肾精不足；或脾气虚弱。

（2）**耳聋**　听力减退，妨碍交谈，甚至听力丧失。

实证——新病暴聋者。常由肝胆火逆，或邪壅上焦。

虚证——久病或年老渐聋者多因精气虚衰所致。

（3）**重听**　耳聋之轻者。患者自觉听力减退，听音不清，声音重复，称为重听。

虚证——日久渐致重听，以虚证居多，常因肾之精气虚衰所致。

实证——耳骤发重听，以实证居多，常因痰浊上蒙，或风邪上袭耳窍所致。

2. 问目

目痛——单眼或双眼疼痛，称为目痛。目赤剧痛，多属实证，常因肝火上炎所致；目痛微者，多属虚证，常由阴虚火旺引起。

目昏——两目昏花，视物不清。由于肝肾不足，精血亏少，目失所养所致。

雀盲——每至黄昏视物不清，如雀之盲，又称雀目、鸡盲、夜盲。多因肝肾亏虚，精血不足，目失所养引起。

歧视——视一物成二物而不清，又称视歧。多因肝肾亏虚，精血不足，目失所养引起。

六、问睡眠

【歌诀】

失眠病机有虚实，心肾不交属虚证，
心脾两虚心胆虚，实证火痰食滞脘。
嗜睡困倦痰湿盛，饭后嗜睡脾胃虚，
极度疲惫但欲寐，心肾阳衰证可定。

【内容】 问睡眠主要询问睡眠时间的长短、入睡的难易、有无多梦等情况，并结合其他兼症，以了解机体阴阳气血的盛衰、心脾肝肾等脏腑功能的强弱。睡眠失常主要有失眠、嗜睡两种。

1. 失眠

经常不易入睡，或睡而易醒不能再睡，或睡而不酣时易惊醒，甚至彻夜不眠者，称为失眠。又称不寐或不得眠。病因病机有虚实之分。

虚证——心肾不交，心脾两虚，心胆气虚。

实证——肝火上炎，痰热内扰，食滞胃脘。

2. 嗜睡

患者神疲困倦，睡意很浓，经常不自主地入睡，称为嗜睡，也称多寐、多睡眠。

痰湿内盛——困倦嗜睡，伴头目昏沉，胸闷脘痞，肢体困重者。

脾胃气虚——饭后困倦嗜睡，兼神疲倦怠，食少纳呆者。

心肾阳衰——病人精神极度疲惫，欲睡而未睡，似睡而非睡（但欲寐状态），肢冷脉微者。

七、问饮食口味

问饮食口味是指对病理情况下的口渴、饮水、进食、口味等情况的询问。应注意了解有无口渴、饮水多少、喜冷喜热，有无食欲、食量多少、食物的喜恶，以及口中有无异常味觉、气味等。

（一）口渴与饮水

【歌诀】

> 口渴冷饮里实热，三多一少病消渴，
>
> 渴不多饮证阴虚，湿热痰饮瘀血居。

【内容】 口渴是指口干而渴的感觉，饮水是指实际饮水的多少。口渴与饮水密切相关，口渴与否，是体内津液盛衰和输布情况的反映。

1. 口不渴饮

口不渴——提示津液未伤，多见于寒证，或没有明显的热邪。

2. 口渴欲饮

口渴多饮——口渴明显，饮水量多。

若口渴喜冷饮——为里实热证。

若口渴多饮，伴有食多、尿多、消瘦——为消渴病。

若剧烈汗、吐、下后出现——为津伤，欲引水自救。

3. 渴不多饮

渴不多饮——口渴但饮水不多，多由津液不足或津液失于输布所致。

口燥咽干而不多饮，兼颧红盗汗，舌红少津者——阴虚证。

渴不多饮，兼身热不扬，头身困重，苔黄腻者——湿热证。

喜热饮，饮水不多——痰饮内停或阳气虚弱。

瘀血内停——口干但欲漱水而不欲咽，兼舌紫暗或有瘀斑者。

口渴而不多饮，兼身热夜甚，舌质红绛者——温病营分证。

（二）食欲与食量

【歌诀】

> 食欲减退脾胃虚，厌食伤食肝胆湿，
> 消谷善饥胃火炽，饥不欲食胃阴虚。
> 偏嗜饮食多虫积，突然暴食除中气。
> 口淡乏味脾胃虚，口甜湿热酸馊积。
> 肝胃不和口泛酸，口苦肝火咸肾病。

【内容】　食欲是指进食的要求和对进食的欣快感觉，食量是指实际的进食量。食欲和食量与脾胃功能直接相关。

（1）食欲减退　包括不欲食、纳少与纳呆，三者虽含义相似，但又不完全等同。三者均与脾胃功能减退有关。

不欲食——不想进食，或食之无味，食量减少，又称食欲不振。

纳少——进食量减少，常由不欲食引起。

纳呆——无饥饿和要求进食之感，可食可不食，甚则恶食。

（2）厌食　厌恶食物，或恶闻食味，多见于伤食，因食积胃肠，故厌而不受。

厌油腻厚味——肝胆脾胃湿热。

孕妇厌食——妊娠后冲脉之气上逆、胃失和降。

（3）消谷善饥　食欲过于旺盛，食后不久即感饥饿。由于胃火炽盛，腐熟太过所致。

（4）饥不欲食　有饥饿感，但不欲食，为胃阴不足。

（5）偏嗜饮食　嗜食生米、泥土等异物，多见于小儿，往往是虫积的表现。孕妇偏食酸辣等物，一般不属病态。

（6）除中　久病之人，本不能食，突然欲食，甚至暴食，称为除中，为脾胃之气将绝。

（三）口味

口味，指口中有无异常的味觉或气味。口味异常，常是脾胃功能失常或其他脏腑病变的反映。

口淡乏味——脾胃气虚。

口甜或有黏腻感——脾胃湿热。

口中泛酸——肝胃不和。

口中酸馊——食积内停、肝胃郁热等。

口苦——肝胆火。

口咸——肾病及寒水上泛。

口涩——燥热伤津，或脏腑热盛，气火上逆所致。

八、问二便

问二便，是询问病人大小便的有关情况，如大小便的性状、颜色、气味、时间、便量多少、排便次数、排便感觉以及兼有症状等。

（一）大便

【歌诀】

> 便秘热冷虚气秘，泄泻湿热或虚寒，
>
> 完谷不化脾肾虚，里急后重主痢疾。
>
> 排便不爽肠气滞，肛门气坠脾气陷。

【内容】 健康人一般每日大便一次，为黄色成形软便，排便顺畅，便内无脓血、黏液及未消化的食物等。便次、便质及排便感的异常，主要有下列情况。

1. 便次异常

（1）便秘 排便困难，排便间隔时间延长，甚至多日不便。

热秘——热结胃肠，腑气不通。

冷秘——阳虚寒凝，肠道气机滞塞。

虚秘——气阴两虚。

气秘——恼怒忧郁，气机郁结。

（2）泄泻 便次增多，便质稀薄，甚至泻出如水样。

湿热侵袭——泻下黄糜，肛门灼热。

食积内停——泻下酸腐。

脾胃虚寒——便质稀薄如鸭便。

肾阳虚衰——五更泄。

肝气乘脾——泄泻与情志有关。

2. 便质异常

除便秘、泄泻必然伴有便质的干燥或稀薄之外，常见的便质异常还有以下几种。

（1）完谷不化　大便中经常含有较多未消化的食物，多属脾胃虚寒或肾虚命门火衰。

（2）溏结不调　大便时干时稀。多因肝郁脾虚而致；大便先干后稀，多属脾胃虚弱。

（3）便血　指血液从肛门排出体外，或大便带血，或便血相混，或便后滴血，或全为血便，多因胃、肠脉络受损所致。

若便黑如柏油，或便血紫暗，其来较远，为远血。

若便血鲜红，其来较近，为近血。

若大便中夹有脓血黏液（脓血便），多见于痢疾等疾病。因湿热积滞交阻于肠所致。

3. 排便感异常

肛门灼热——排便时肛门有灼热感。大肠湿热下注所致，见于湿热泄泻或湿热痢疾。

里急后重——腹痛窘迫，时时欲便，肛门重坠，便出不爽。为大肠湿热，见于痢疾。

排便不爽——排便不通畅，有滞涩难尽之感。因湿热或食滞，肠道气机不畅所致。

滑泻失禁——大便不能控制，滑出不禁，甚则便出而不自知者。多因脾肾虚衰所致。

肛门气坠——即肛门有下坠之感，甚则脱肛。多属脾虚下陷，见于久泻或久痢不愈。

（二）小便

【歌诀】

尿多虚寒消渴病，尿少热病和水肿。

癃闭结石瘀血肾，余沥遗尿肾不固。

【内容】 健康成人在一般情况下，日间排尿 3～5 次，夜间 0～1 次，每昼夜总尿量 1000～1800ml。尿次和尿量受饮水、温度、出汗、年龄等因素的影响。

小便为津液所化，了解小便有无异常变化，可诊察体内津液的盈亏和有关脏腑的气化功能是否正常。一般应询问尿量、尿次的多少，尿质及排尿感觉异常等情况。

1. 尿量异常

尿量增多——常见于虚寒证及消渴病。

尿量减少——常见于各种热病和水肿病。

2. 尿次异常

① 小便频数：即排尿次数增多，时欲小便。

新病小便频数，短赤而急迫者——多属膀胱湿热，气化失职所致。

久病小便频数，量多色清，夜间尤甚者——多因肾阳不足，肾气不固所致。

② 癃闭：小便不畅，点滴而出为癃；小便不通，点滴不出为闭。癃与闭只有程度的差别，其病机相同。有湿热下注；瘀血、砂石阻滞。肾阳不足，肾阴不足。

3. 排尿感异常

小便涩痛——小便排出不畅而痛，或伴急迫、灼热等感觉。多因湿热蕴结，膀胱气化不利所致，常见于淋证。

余沥不尽——小便后点滴不尽，又称尿后余沥。多因肾气不固，膀胱失约所致。

小便失禁——小便不能随意控制而自遗。多属肾气不固或下焦虚寒所致。若神昏而小便自遗者，属危重证候。

遗尿——3周岁以上小儿，经常在睡眠中小便自行排出的一种病证，俗称尿床。多因肾气不足，膀胱失约所致。

九、问女子

【歌诀】

> 血热气虚经先期，寒凝血虚经后期。
> 经期不定主气滞，量多血热或气虚。
> 量少血虚寒凝瘀，淡虚红热紫暗瘀。
> 痛经要分经先后，经前多实经后虚。
> 白带量多脾虚湿，黄带湿热赤白郁。

【内容】

（一）月经

1. 经期异常

月经先期——月经周期提前八九天以上，并连续两个月经周期者。主血热或气虚。

月经后期——月经周期延后八九天以上，并连续两个月经周期者。主寒凝或血虚。

经期错乱——经期不定，月经或提前或延后八九天以上，并连续两个月经周期以上者。主肝郁气滞或脾肾虚损，或瘀血阻滞。

2. 经量异常

月经量多——血热，或气虚。

崩漏——指不在行经期间，忽然阴道大量出血或持续出血，淋漓不断者。多因血热，或气虚，或瘀血阻滞胞宫。

月经量少——多因血虚，或因寒凝、血瘀、痰湿阻滞所致。

闭经——女性年满 18 岁，月经尚未来潮，或月经周期建立后又闭止三个月以上者。多因脾虚；或血虚；或气滞血瘀；或寒湿凝滞。

3. 经色、经质异常

淡红质稀——血少不荣。

深红质稠——血热内炽。

紫暗有块——寒凝血滞，或有瘀血。

4. 痛经

正值经期或行经前后，出现周期性小腹疼痛，或痛引腰骶，甚至剧痛不能忍受，或称行经腹痛。

经前或经期小腹胀痛或刺痛——气滞或血瘀。

小腹冷痛，遇暖则缓——寒凝或阳虚。

行经后小腹隐痛——气血虚。

（二）带下

白带——带下色白量多，淋漓不绝，清稀如涕，多属脾虚湿注，或肾阳亦虚。

黄带——带下色黄，黏稠臭秽，多属湿热下注。

赤白带——即白带中混有血液，赤白杂见，多属肝经郁热。

十、问男子

【歌诀】

> 阳痿六型须辨证，肾阳不足心脾虚，
> 肝郁气滞惊恐肾，湿热下注瘀阻络，
> 早泄辨证看兼症，肾阳肾阴虚辨清。

【内容】

1. 阳痿

指成年男子阴茎不能勃起、或勃起不坚、或坚而不久，影响房事。须根据伴有症状辨证。

肾阳不足——阳痿精冷，伴有腰膝酸软，神疲倦怠，畏寒肢冷，面白舌淡，脉沉细。

心脾两虚——伴有心悸失眠，神疲乏力，纳呆食少，腹胀便溏，面色萎黄。

肝郁气滞——伴有情志抑郁，烦躁易怒，胸胁胀痛。

惊恐伤肾——伴有心悸胆怯，多疑易惊，夜寐不安。

湿热下注——伴有阴囊潮湿瘙痒，下肢酸困，小便黄赤，苔黄腻，脉濡数。

瘀血阻络——阳痿继发于外伤或手术之后。

2. 遗精

指不因性交而精液自行遗泄。有梦遗和滑精之分。有梦而遗者，为梦遗；无梦而遗，甚至清醒时精液自流者，为滑精。常见的证型有：

心肾不交——少寐多梦，梦则遗精，心烦失眠，口干尿床，舌红少苔，脉细数。

湿热下注——遗精频作，或尿时有少量精液外流，小便热涩浑浊，口苦而腻，舌红苔黄腻，脉濡数。

心脾两虚——劳则遗精，心悸怔忡，失眠健忘，面色萎黄，四肢困倦，食少便溏，舌淡脉弱。

肾阳亏虚——遗精频作，甚至滑精，精神萎靡，形寒肢冷，阳痿早泄，精冷尿多，或尿少浮肿，或余沥不尽。

3. 早泄

指性交不能持久，甚至一触即泄，不能进行正常房事。常见的证型有：

肾阳不足——阳痿早泄，腰膝酸软或冷痛，神疲乏力，面色㿠白，舌淡嫩胖，边有齿痕。

肾阴不足——遗精早泄，心烦失眠，腰膝酸软，潮热盗汗，舌红少苔，脉细数。

十一、问小儿

【歌诀】

小儿问诊困难多，出生前后情况摸，

预防接种传染史，外感消化常病因。

【内容】 儿科古称"哑科"，问诊比较困难，医生主要通过询问陪诊者，获得有关疾病的资料。小儿在生理上具有脏腑娇嫩，生机蓬勃，发育迅速的特点；在病理上具有发病较快，变化较多，易虚易实的特点。因此，问小儿病除一般问诊内容外，还要结合小儿的特点，着重询问下列几个方面。

1. 出生前后情况

新生儿（出生后至1个月）的疾病，多与先天因素或分娩情况有关，故应着重询问妊娠期及产育期母亲的营养健康状况，有何疾病，曾服何药，分娩时是否难产、早产等，以了解小儿的先天情况。

婴幼儿（1个月至3周岁），发育较快，需要充足的营养供给，故应重点询问喂养方法及坐、爬、立、走、出牙、学语的迟早等情况，从而了解小儿后天营养状况和生长发育是否符合规律。

2. 预防接种、传染病史

小儿6个月至5周岁，从母体获得的先天免疫力逐渐消失，而后天的免疫机能尚未形成，故易感染水痘、麻疹等急性传染病。预防接种可帮助小儿建立后天免疫机能，以减少感染发病。患过某些传染病，如麻疹，常可获得终身免疫力，而不会再患此病。若密切接触传染病患者，如水痘、丹痧等，常可引起小儿感染发病。因此，询问上述情况，可作为确定诊断的重要依据。

3. 发病原因

小儿脏腑娇嫩，抵抗力弱，调节功能低下，易受气候及环境影响而发病。如因感受六淫之邪而导致外感病，出现发热恶寒、咳嗽、咽痛等症；小儿脾胃薄弱，消化力差，极易伤食，而出现呕吐、泄泻等症；婴幼儿脑神经发育不完善，易受惊吓，而见哭闹、惊叫等症。所以要了解小儿致病原因，应注意围绕上述情况进行询问。

此外，还应注意询问有无家族遗传病史。

十二、问情绪

【歌诀】

> 烦躁多为心神扰，痰火瘀实阴虚闹，
>
> 抑郁多为肝气郁，心肾阳气也见虚。
>
> 恐惧紧张害怕感，结合兼症仔细辨。

【内容】 情绪活动太过剧烈、突然，或持续太久，也能使脏腑气血紊乱而导致机体产生各种病症，尤其是情志病变。询问病人的情绪变化，既可为精神情志病变的诊断提供重要依据，又可为分析具体组织器官病变的病因病机提供参考，还可使医生及时掌握病人的精神心理活动。

1. 烦躁

特征：烦即心烦，躁即躁动。烦躁是指心中烦热不安，手足躁扰不宁的表现。

意义：多与心经有火，神明被扰相关，见表3-1。

表3-1 烦躁的异常表现及临床意义

	表现	临床意义
实	烦躁不宁,伴有发热面赤,痰黄黏稠,大便秘结,小便短黄,舌红苔黄腻,脉滑数	痰火内扰心神
	烦躁不宁,兼有瘀血征象	瘀血扰神
	烦躁失眠,谵语,口舌生疮,面赤口渴,或小便赤涩疼痛,舌尖红绛,脉数	心火亢盛
虚	虚烦不寐,躁扰不宁,伴有心悸怔忡,健忘多梦,手足心热,潮热盗汗,咽干口燥,尿黄便干,舌红少苔,脉细数	心阴亏虚,虚火扰神

2. 情志抑郁

情志抑郁即抑郁证，有不同的表现和证型，见表 3-2。

表 3-2　情志抑郁的表现与临床意义

表现	临床意义
精神抑郁,情绪低落,胸胁胀痛,痛无定处,纳呆少寐,脘闷嗳气,大便不调,苔薄白或薄腻,脉弦	肝气郁结
精神抑郁,胸闷太息,急躁易怒或不言不语,入睡困难,倦怠乏力,便溏不爽,舌苔白腻,脉弦缓	肝郁脾虚
精神抑郁,呆滞寡言,胸部闷塞,胁肋胀满,或表情淡漠,多疑善虑,或喃喃自语,或咽中有物梗塞,吞吐不得,苔白腻,脉弦滑	痰气郁结
精神恍惚,心神不宁,多疑易惊,悲忧懒动,或时时欠伸,或烦躁喊叫等多种症状,舌淡,脉弦	忧郁伤神
精神萎靡,情绪低沉,嗜卧少动,心烦惊恐,失眠多梦,面白无华,形神颓废,阳痿遗精,舌淡胖苔白,脉沉细	心肾阳虚

3. 焦虑

焦虑是无缘无故的、没有明确对象和内容的焦急、紧张和恐惧。病人自感觉某些威胁即将来临，但说不出究竟存在何种威胁或危险而焦虑，常搓手顿足，坐卧不宁，唉声叹气，惶惶不可终日。焦虑持续时间很长，最后呈现持续性或发作性惊恐状态见表 3-3。

表 3-3　焦虑的异常表现及临床意义

表现	临床意义
焦虑,惊悸不安,善恐易惊,腰膝酸软,耳鸣头晕,健忘,心烦失眠,五心烦热,舌红少苔,脉细数	心肾不交
焦虑,情绪不宁,善怒易哭,胸胁胀闷,舌质淡苔薄白,脉眩	肝郁气滞
焦虑,心悸易惊,善怒欲哭,面色苍白无华,少动懒言,神思恍惚,疲倦乏力,不思饮食,舌质淡、舌体胖大且边有齿痕、苔薄白,脉沉细而弱	心脾两虚
焦虑,胆怯易惊,惊悸不宁,失眠多梦,烦躁不安,胸闷胁胀,善太息,头晕目眩,舌红苔黄腻	胆郁痰扰

4. 恐惧

病人对某种客观刺激产生的一种不合理的恐惧反应,表现为紧张、害怕等, 见表 3-4。

表 3-4　恐惧的异常表现及临床意义

表现	临床意义
胆怯寡断,性情忧郁,遇事善恐,伴胸胁空痛不适,气短乏力	肝胆气虚
善思多虑,触事易恐,伴有心悸健忘,自汗气短,失眠多梦,身倦乏力,面色无华,舌淡苔薄白,脉细弱	心气血两虚
性情易怒,善惊易恐,眩晕耳鸣,胸胁满闷,失眠多梦,口干口苦,舌红苔黄腻,脉弦滑数	胆郁痰扰

第四章 切 诊

第一节 脉 诊

脉诊亦即切脉，是医生用手指切按患者的脉搏，根据脉动应指的形象，以了解病情，判断病证的诊察方法。

一、脉象形成的原理

（1）心、脉是形成脉象的主要脏器　心脏搏动是形成脉象的动力，受心气、心血、心阴、心阳的影响，以上因素与脉象直接有关。脉为气血运行之通道，并有约束和推进血流的作用，直接影响脉象。

（2）气血是形成脉象的物质基础　脉道的通利和气血的盈亏直接影响脉象。

（3）其他脏腑对脉象形成的影响　肺主气，司呼吸，朝百脉；脾胃为气血生化之源，脾统血；肝藏血，调节血液，调畅气机；肾藏精，为元气之根，这些因素均与脉象的形成间接有关。

二、脉诊的部位、方法和注意事项

（一）脉诊的部位

【歌诀】

左寸候心右寸肺，左关候肝右关胃，

左尺右尺皆为肾，寸口诊法当今问。

【内容】 脉诊的部位有遍诊法、三部诊法和寸口诊法。

（1）遍诊法 即《素问》三部九候法。切脉的部位有头、手、足三部，每部又各分天地人三候，合而为九，故称为三部九候遍诊法。这是一种古老的诊脉方法。其具体部位如下（表4-1）。

表 4-1 遍诊法诊脉部位及临床意义

三部	九候	相应经脉和穴位		诊断意义
上部（头）	天	足少阳经（两额动脉）	太阳穴	候头角之气
	地	足阳明经（两颊动脉）	巨髎穴	候口齿之气
	人	手少阳经（耳前动脉）	耳门穴	候耳目之气
中部（手）	天	手太阴经	寸口部的太渊穴、经渠穴	候肺之气
	地	手阳明经	合谷穴	候胸中之气
	人	手少阴经	神门穴	候心之气
下部（足）	天	足厥阴经	五里穴或太冲穴	候肝之气
	地	足少阴经	太溪穴	候肾之气
	人	足太阴经	箕门穴或足阳明冲阳穴	候脾胃之气

（2）三部诊法 见于汉代张仲景《伤寒论》。即人迎、

寸口、趺阳三脉。其中以寸口候十二经，以人迎、趺阳分候胃气。也有加上足少阴（太溪穴），以候肾的。

（3）寸口诊法　寸口又称气口或脉口，其位置在腕后桡动脉所在部位。

诊脉独取寸口的理论根据：①由于寸口是手太阴肺经的动脉，为气血会聚之处，而五脏六腑的气血又均会合于肺，故脏腑的病变均可反映于寸口；②肺的经脉起于中焦，与脾同属太阴，脾胃为气血化生之源。脉气之源始于胃，输于脾，灌注于五脏六腑，经过五脏六腑的作用后，百脉朝肺，其间受脏腑病变的影响，能反映于寸口之脉上。

寸口分寸关尺三部，即以高骨（桡骨茎突）为标记，其内侧部位即为关，关前（腕端）为寸，关后（肘端）为尺，两手合而为六部脉。

寸口诊法又分三部九候。三部即寸关尺三部，每部又分浮中沉三候，这就是寸口诊法的三部九候。它与遍诊法的三部九候名同而实异。

寸关尺分候脏腑如下。

左寸——心，右寸——肺，左关——肝，右关——脾，左尺——肾，右尺——肾。

（二）脉诊的方法和注意事项

【歌诀】

> 诊脉时间清晨好，内外安静干扰少，
> 调停自气平息定，四至五至平和之。
> 初持脉时令仰掌，掌后高骨谓关上，

关前为寸关后尺，阳寸阴尺先后寻。

三指同按叫总按，一指一部为单按，

浮取为举沉取按，浮沉之间中取寻。

【内容】

（1）时间　清晨是诊脉的最佳时间，因为清晨尚未进饮食及进行活动等，体内外环境都比较安静，气血经脉受到的干扰因素最少，故容易鉴别病脉。其他时间也可诊脉，但要有一个安静的环境。

切脉的时间要求至少1分钟以上，以3～5分钟为宜。古人以息计脉，一呼一吸叫作一息。诊脉时，医生的呼吸要自然均匀，用一呼一吸的时间去计算病人脉搏的次数，此即平息。

（2）体位　病人取坐位或正卧位，手臂放平和心脏近于同一水平，直腕，手心向上，并在腕关节背垫上脉枕，以便于切脉。不正确的体位，会影响局部气血的运行而影响脉象。

（3）指法　医生用靠近患者的手切按病人的两手寸口脉。具体方法如下。

① 手指定位与布指：诊脉下指时，首先用中指定关，即用中指按在掌后高骨内侧关脉部位，接着用示（食）指按关前的寸脉部位，环（无名）指按关后的尺脉部位。三指呈弓形，指头平齐，以指目按触脉体，用指目感觉较为灵敏。布指疏密合适，要和病人的身长相适应。

② 单按与总按

总按——三指平布，同时用力按脉。目的是总体体会三部九候脉象。

单按——分别用一指单按其中一部脉象，重点体会某一部脉象特征。

③ 举按寻

举——浮取，轻轻用力按在皮肤上。

按——沉取，重指力按在筋骨间。

寻——中取，中等度用力按至肌肉。

三、脉象要素和平脉特征

（一）脉象要素

脉象要素通常以位、数、形、势四方面进行分析归纳，以四要素统括28脉。

位——是指脉搏位置的深浅。

数——是指脉跳的至数和节律。

形——是指脉道的粗细、长短以及脉管的硬度和脉搏往来的流利度。

势——是指脉搏力量的强弱，而脉的硬度和流利度也都与"势"密切相关。

任何一种脉象都具有"位、数、形、势"四种属性，即具有深浅、至数、节律、粗细、长短、强弱、硬度和流利度八个方面的特征，这些特征的不同程度变化的组合，就表现为形形色色，各式各样的脉象形态。

（二）平脉

【歌诀】

平脉特征胃神根，有胃从容节律齐。

柔和有力脉有神，尺脉沉取有力根。

春弦夏洪秋浮脉，冬沉季节四时变。

寸口无脉求臂外，是谓反关不足怪。

【内容】

（1）平脉形态特征　三部有脉，一息四至，不浮不沉，不大不小，从容和缓，柔和有力，节律一致，尺脉沉取有一定力量，并随生理活动和气候环境的不同而有相应正常变化。

（2）平脉特点　有胃、神、根。

胃——平人脉象不浮不沉，不快不慢，从容和缓，节律一致，是有胃气。即使是病脉，不论浮沉迟数，但有徐和之象，便是有胃气。诊察胃气的盛衰有无，对判断疾病的进退凶吉有一定的临床意义。

神——有神之脉的形态是柔和有力，脉律整齐。即使微弱的脉，微弱之中不至于完全无力的为有神；弦实的脉，弦实之中仍带有柔和之象的为有神。

根——有根的脉象形态是尺脉沉取应指有力。

（3）平脉的生理变异　平脉随人体内外因素的影响而有相应的生理性变化。

四季气候——平脉相应四时气候有春弦、夏洪、秋浮、冬沉的变化。

地理环境——南方地处低下、气候偏温、空气湿润、人体肌腠缓疏，故脉多细软或略数；北方地势高、空气干燥、气候偏寒，人体肌腠紧缩，故脉多表现沉实。

性别——妇女脉象较男子濡弱而略快，妇女婚后妊娠，脉常见滑数而冲和。

年龄——年龄越小，脉搏越快。青年体壮脉搏有力；老人脉搏较弱。

体格——身躯高大的人，脉的显现部位较长；矮小的人，脉的显现部位较短。瘦人肌肉薄，脉常浮；肥胖的人，皮下脂肪厚，脉常沉。运动员脉多缓而有力。凡常见六脉沉细等同，而无病象的，叫做六阴脉；六脉常见洪大等同，而无病象的，叫做六阳脉。

情志——一时性的精神刺激，脉象也发生变化。如喜则伤心而脉缓，怒则伤肝而脉急，惊则气乱而脉动等，当情志恢复平静之后，脉象也就恢复正常。

劳逸——剧烈运动和远行之后，脉多急疾；人入睡之后，脉多迟缓。脑力劳动之人，脉多弱于体力劳动者。

饮食——饭后、酒后脉多数而有力；饥饿时脉象稍缓而无力。

此外，有一些人，脉不见于寸口，而从尺部斜向手背，名叫斜飞脉；若脉出现在寸口的背侧，名叫反关脉，还有出现于腕部其他位置的，都是生理特异的脉位。

四、常见脉象及其临床意义

（一）浮脉类

1. 浮脉

【歌诀】

　　轻取即得为浮脉，重按稍减且不空，
　　浮脉为阳表病居，久病逢之虚证惊。

【脉象】 轻取即得，重按稍减而不空，举之泛泛而有余。

【意义】 表证，虚证。

2. 洪脉

【歌诀】

> 脉来洪盛去还衰，满指滔滔应夏时，
> 脉洪阳盛血应虚，火热炎炎热病居。

【脉象】 指下极大，来盛去衰，势如波涛汹涌。

【意义】 健康人夏季可见。另外主气分热证，亦主邪盛正衰。

3. 濡脉

【歌诀】

> 濡脉极软而浮细，如棉在水力不禁，
> 多为阴血诸虚证，水湿内盛也见濡。

【脉象】 极软而浮细，轻手相得，按之无有，如棉在水中。

【意义】 虚证，湿证。

4. 散脉

【歌诀】

> 浮大无根散脉飞，至数不均数难齐，
> 元气耗散精气衰，疾病危证治之难。

【脉象】 浮大无根，至数不均。

【意义】 元气耗散，脏腑精气衰竭，多见于疾病之危证。

5. 芤脉

【歌诀】

> 芤形浮大软如葱，按之旁有中央空，
>
> 大量失血才见芤，崩漏亡阴脉管枯。

【脉象】 应指浮大，按之中空，其形如按葱叶，有边无中。

【意义】 大失血，亡阴。

6. 革脉

【歌诀】

> 革脉形如按鼓皮，浮而搏指外坚奇，
>
> 女人半产并崩漏，男子营虚或梦遗。

【脉象】 浮而搏指，中空外坚，如按鼓皮。

【意义】 亡血失精，半产崩漏。

（二）沉脉类

1. 沉脉

【歌诀】

> 沉脉轻取手不应，如水投石按始得，
>
> 沉而有力为里实，无力而沉为里虚。

【脉象】 轻取不应，重按始得，举之不足，按之有余。

【意义】 里证。有力为里实，无力为里虚。

2. 伏脉

【歌诀】

> 伏脉推筋着骨寻，指间才动脉位深，

邪闭厥证和痛极，太溪趺阳不见危。

【脉象】 脉位深伏，重按推筋着骨始得。

【意义】 伏脉主邪闭，厥证，也主痛极。若两手脉潜伏，同时太溪与趺阳脉都不见的，属险证。

3. 牢脉

【歌诀】

> 实大弦长是牢坚，牢位常居沉伏间，
>
> 阴寒凝聚寒心痛，失血阴虚却忌之。

【脉象】 沉取实大弦长。

【意义】 主阴寒凝聚病证。

4. 弱脉

【歌诀】

> 弱脉极软而沉细，按之乃得举之无，
>
> 气血不足元气耗，老人犹可少年愁。

【脉象】 极软而沉细。

【意义】 气血不足，元气耗损。

（三）迟脉类

1. 迟脉

【歌诀】

> 迟来一息不足四，阳不胜阴气血寒，
>
> 有力而迟为实寒，无力而迟定虚寒。

【脉象】 脉来迟慢，一息不足四至（相当于每分钟脉搏 60 次以下）。

【意义】 寒证。有力为实寒，无力为虚寒。但迟脉亦有主热证时，如伤寒阳明病。生理性迟脉可见于久经锻炼的运动员，脉迟而有力。

2. 缓脉

【歌诀】

　　缓脉阿阿四至通，柳梢袅袅飏轻风，
　　生理缓脉神气充，病理湿病脾胃亏。

【脉象】 一息四至、来去缓怠。其脉率稍慢于正常脉而快于迟脉。

【意义】 主湿病，脾胃虚弱。生理性缓脉见脉来从容不迫，应指均匀，和缓有神，是神气充沛的正常脉象。

3. 涩脉

【歌诀】

　　参伍不调名曰涩，轻刀刮竹短而难，
　　涩缘血少或伤精，气滞血瘀挟痰食。

【脉象】 脉细迟短，往来艰涩不畅，如轻刀刮竹。

【意义】 伤精，血少，气滞血淤，挟痰，挟食。

4. 结脉

【歌诀】

　　结脉缓而时一止，止无定数阴气盛，
　　寒痰瘀血气血衰，禀赋异常无足怪。

【脉象】 脉来缓慢而时一止，止无定数。

【意义】 阴盛气结，寒痰瘀血，气血虚衰，禀赋异常。

（四）数脉类

1. 数脉

【歌诀】

> 数脉息见常六至，即比平人多一至，
>
> 数脉为阳热可知，唯有儿童作吉看。

【脉象】 脉率增快，一息脉来五至以上（相当于每分钟脉搏在 90 次以上）。

【意义】 热证。有力为实热。无力为虚热。生理性数脉可见于儿童（每分钟 110 次左右）和婴儿（每分钟 120 次左右）。正常人在运动和情绪激动时，脉率也加快。

2. 疾脉

【歌诀】

> 疾脉比数还要快，脉来急疾七八至，
>
> 阳极阴竭元阳脱，婴儿见疾算平脉。

【脉象】 脉来急疾，一息七八至（每分钟 140 次以上）。其脉率比数脉更快。

【意义】 阳极阴竭，元阳将脱。生理性疾脉可见于剧烈运动后，婴儿脉来一息七至也是平脉，不作疾脉论。

3. 促脉

【歌诀】

> 促脉数而时一止，此为阳盛实热极，
>
> 气血痰饮食滞停，亦主脏气阴血虚。

【脉象】 脉来数而时一止，止无定数。

【意义】 阳盛实热，气血痰食停滞，亦主脏气虚弱，阴血衰少。

4. 动脉

【歌诀】

> 动脉摇摇数在关，无头无尾豆形圆，
> 动脉专司痛与惊，惊则气乱脉动生。

【脉象】 脉形如豆，厥厥动摇，滑数有力。关部尤为明显，且动摇不定。

【意义】 痛证，惊证。

（五）虚脉类

1. 虚脉

【歌诀】

> 三部无力为脉虚，隐指豁豁然空虚，
> 气血阴阳诸虚证，自汗怔忡惊悸生。

【脉象】 三部脉举之无力，按之空虚。

【意义】 虚证，气血阴阳诸虚。

2. 细脉

【歌诀】

> 细脉如线应指明，诸虚劳损湿证型，
> 春夏少年俱不利，秋冬老弱却相宜。

【脉象】 脉细如线，但应指明显。

【意义】 诸虚劳损，湿证。生理性细脉可见于冬季。因寒冷刺激，脉道收缩，故脉象偏于沉细。

3. 微脉

【歌诀】

微脉细小脉势弱，按之欲绝若有无，

气血大虚阳气衰，休克亡阳见之危。

【脉象】 脉形细小，脉势软弱，按之欲绝，若有若无。

【意义】 气血大虚，阳气衰微。

4. 代脉

【歌诀】

动而中止不能还，复动因而作代看，

脏气衰微是主因，风痛七情惊恐伤。

【脉象】 脉来缓而时一止，止有定数，良久方来。

【意义】 主脏气衰微。亦主风证，痛证，七情惊恐，跌打损伤。

5. 短脉

【歌诀】

两头缩缩名为短，首尾俱短不能满，

短而有力主气郁，短而无力主气虚。

【脉象】 首尾俱短，不能满部。

【意义】 有力主气郁，无力主气损。

(六) 实脉类

1. 实脉

【歌诀】

实脉浮沉有力强，应指无虚幅幅强，

实证发狂谵语食，大便不通或气疼。

【脉象】 三部脉举按均有力。

【意义】 实证。

2. 滑脉

【歌诀】

滑脉如珠替替然，往来流利指滑圆，

平人痰食实热带，女脉调时定有胎。

【脉象】 往来流利，应指圆滑，如珠走盘。

【意义】 平人，痰食，实热，胎妊。

3. 紧脉

【歌诀】

举如转索切如绳，脉象因之得紧名，

总是寒邪来作寇，痛证宿食外身疼。

【脉象】 脉来绷急，往来有力，弹击于指，状如牵绳转索。

【意义】 寒证，痛证，宿食。

4. 弦脉

【歌诀】

弦脉迢迢端直长，肝经木旺土应伤，

弦应东方肝胆经，饮痰寒热疟缠身。

【脉象】 端直而长，挺然指下，如按琴弦。

【意义】 肝胆病，诸痛，痰饮，疟疾。

5. 长脉

【歌诀】

长脉迢迢大小匀，反常为病似牵绳，

若非阳毒癫痫病，即是肝阳有余深。

【脉象】 首尾端直，超过本位，如循长竿。

【意义】 主肝阳有余、阳盛内热等有余之证。生理性长脉可见于正常人。

五、脉象鉴别、相兼脉和真脏脉

(一) 相似脉的鉴别

1. 比类法

用近似脉象相比的方法，进行脉象鉴别的方法，称为比类法。将 28 脉进行归类、分纲，就能提纲挈领，执简驭繁（表 4-2）。

表 4-2 六纲脉比较

脉纲	脉名	脉 象	主 病
浮脉类	浮	轻取即得，重按稍减而不空	表证，亦主虚证
	洪	指下极大如波涛汹涌，来盛去衰	热邪亢盛
	濡	浮而细软	主虚，又主湿
	散	浮散无根，至数不齐	元气离散，脏腑之气将绝
	芤	浮大中空，如按葱管	失血，伤阴
	革	浮而搏指，中空外坚，如按鼓皮	精血亏虚
沉脉类	沉	轻取不应，重按始得	里证
	伏	重按推筋着骨始得	邪闭，厥证，痛极
	牢	沉按实大弦长	阴寒内实，疝气，癥瘕
	弱	柔细而沉	气血不足

脉纲	脉名	脉　　象	主　　病
迟脉类	迟	脉来迟慢，一息不足四至	寒证
	缓	一息四至，脉来急缓	湿证，脾胃虚弱
	涩	往来艰涩，如轻刀刮竹	气滞血瘀，精伤血少
	结	脉来缓慢，时见一止，止无定数	阴盛气结，寒痰血瘀。亦主气血虚衰
数脉类	数	一息五至以上	热证，亦主虚证
	促	脉来急数，时见一止，止无定数	阳盛实热，气血、痰饮、宿食停滞
	疾	一息七至以上，脉来急疾	主阳极阴竭、元气将脱。亦主热盛阳极
	动	脉形如豆，厥厥动摇，滑数有力	痛证，惊证
虚脉类	虚	举之无力，按之空虚	虚证，多为气血两虚
	微	极细极软，似有似无，至数不明	气血大虚，阳气衰微
	细	脉细如线，但应指明显	气血两虚，诸虚劳损，主湿
	代	脉来一止，止有定数，良久方来	脏气衰微，跌扑损伤
	短	首尾俱短，不及本位	有力为气郁，无力为气虚
实脉类	实	举按均有力	实证
	滑	往来流利，如盘走珠，应指圆滑	痰饮，食滞，实热
	紧	紧张有力，如转绳索	寒证，痛证，宿食
	长	首尾端直，超过本位	阳气有余，热证
	弦	端直以长，如按琴弦	肝胆病，痛证，痰饮，疟疾。亦主虚劳

　　将 28 脉做上述六大类归类后，我们再把相近似的脉加以比较，寻找它们之间的脉象差异，更易于掌握各自的脉象特征。

浮脉与虚脉、芤脉、散脉：四者相类似，其脉位均表浅，但不同的是浮脉举之泛泛有余，重按稍减而不空，脉形不大不小；虚脉形大无力，重按空虚；芤脉浮大力无，中间独空，如按葱管；散脉浮散无力，漫无根蒂，稍用力则按不着。

沉脉与伏脉、牢脉：三者脉位均在深部，轻取均不应，不同的是沉脉重取乃得；伏脉较沉脉部位更深，着于筋骨，故重按亦无，必须推筋着骨始得，甚则渐时伏而不见；牢脉沉取实大弦长，坚牢不移。

迟脉与缓脉：均以息计，迟脉一息不足四至；缓脉稍快于迟，一息四至，脉来有冲和徐缓之象。

数脉与滑脉、疾脉：滑脉与数脉有相似之处，滑脉流利，圆滑似数。但滑指形与势。数指至数言，一息五至以上。数，疾也以息计，疾脉更快于数，一息七八至，相当于每分钟脉搏在 140 次以上。

实脉与洪脉：在脉势上都是充实有力，但洪脉状若波涛汹涌，盛大满指，来盛去衰，浮取明显；而实脉长大坚实，应指有力，举按皆然，来去俱盛。

细脉与微脉、弱脉、濡脉：四者都是脉形细小且软弱无力。但细脉形小而应指明显；微脉则极细极软，按之欲绝，有时至数不清，起落模糊；弱脉沉细而无力，濡脉浮细而无力，即脉位与弱脉相反，轻取可以触知，重按反不明显。

芤脉与革脉：都有中空之象，但芤脉浮大无力中空，如按葱管，显示了脉管柔软；革脉浮大搏指，弦急中空，如按鼓皮，显示了脉管较硬。

弦脉与长脉、紧脉：弦脉与长脉相似，但长脉超过本部，如循长竿，长而不急；弦脉虽长，但脉气紧张，指下如按琴弦。弦脉有似紧脉，两者脉气均紧张，但弦脉如按在琴弦上，无绷急之势，紧脉如按在拉紧的绳索上，脉势绷急，在脉形上紧脉比弦脉大。

短脉与动脉：两者在脉形上均有短缩之象，但短脉是形状短缩且涩常兼迟，不满三部；动脉其形如豆，常兼滑数有力。

结脉、代脉、促脉：都属于节律失常而有歇止的脉象，这是三者共同之处。但结脉、促脉都是不规则的间歇，歇止时间短；而代脉则是有规则的歇止，且歇止的时间较长，这是结脉、促脉与代脉不同之处。结脉与促脉虽都有不规则的间歇，但结脉是迟而歇止，促脉是数而歇止。

2. 对举法

用相反脉象对比的方法进行脉象的鉴别，称为对举法。

浮脉与沉脉：是脉位浅深相反的两种脉象，浮脉脉位表浅，轻取即得，主表属阳；沉脉脉位深在，轻取不应，重按始得，主里属阴。

迟脉与数脉：是脉搏慢快相反的两种脉象，迟脉搏动比正常脉慢，即一息不足四至；数脉搏动则比正常脉快，即一息五至以上，迟主寒而数主热，亦主虚。

虚脉与实脉：是脉的搏动力量强弱（气势）相反的两种脉象，虚脉三部举按均无力；实脉举按均有力，分主虚实。

滑脉与涩脉：是脉的通畅度相反的两种脉象，滑脉往来流利通畅，指下圆滑；涩脉往来艰难滞涩，极不流利，前人形容涩脉如轻刀刮竹。所谓轻刀刮竹即脉过指下不平滑之意。

洪脉与细脉：是脉体大小和气势均相反的两种脉象，洪脉脉体阔大，充实有力，来势盛而去势衰；细脉脉体细小而线状，多软弱无力，但应指明显。

长脉与短脉：是脉气长短相反之两种脉象，长脉超过本部，即指脉气搏动范围超过本部的状态，前人比喻如循长竿；短脉则形状短缩，不及本部，即指脉气搏动范围短小，不及本部的状态。

紧脉与缓脉：是脉的紧张力相反的两种脉象，紧脉紧张有力，如按转绳；缓脉势缓，一息四至。

（二）相兼脉与主病

所谓相兼脉象是指两个或两个以上脉象相兼出现的脉。这些相兼脉象的主病，往往等于各个脉所主病的总和。

现将临床上常见的相兼脉象所主病证举例如下。

浮紧脉，主外感寒邪之表寒证，或风痹疼痛。

浮缓脉，主风邪伤卫，营卫不和，太阳中风的表虚证。

浮数脉，主风热袭表的表热证。

浮滑脉，表证夹痰或主风痰，常见于素体痰盛而又感受外邪者。

沉迟脉，主里寒证，常见于脾肾阳虚，阴寒凝滞的病证。

弦数脉，弦为肝脉，数脉主热，常见于肝郁化火，或肝胆湿热等病证。

滑数脉，主痰热，痰火，或内热食积。

洪数脉，主气分热盛，多见于外感热病。

沉弦脉，主肝郁气滞，或水饮内停。

沉涩脉，主血瘀，尤常见于阳虚而寒凝血瘀者。

弦细脉，主肝肾阴虚，或血虚肝郁，或肝郁脾虚。

沉缓脉，主脾虚，水湿停留。

细数脉，主阴虚火旺。

弦滑数，见于肝火夹痰、或风阳上扰、痰火内蕴等证。

（三）真脏脉

【歌诀】

> 雀啄连来三五啄，屋漏半日一滴落，
> 弹石硬来寻即散，搭指散乱真解索，
> 鱼翔似有又似无，虾游静中调一跃，
> 更有釜沸涌如羹，旦占夕死不需药。

【内容】　凡脉无胃、神、根的，便是真脏脉，又称怪脉、败脉、死脉、绝脉。多见于疾病的后期，脏腑之气衰竭，胃气败绝的病证。特点是无胃、无神、无根。

无胃之脉：以无冲和之意，应指坚搏为主要特征。如偃刀脉、转豆脉、弹石脉。

无根之脉：以虚大无根或微弱不应指为主要特征。如釜沸脉、鱼翔脉、虾游脉。

无神之脉：以脉率无序，脉形散乱为主要特征。如雀啄脉、屋漏脉、解索脉。

现将七绝脉的形态及临床意义叙述如下。

① 釜沸脉：脉在皮肤，浮数之极，至数不清，如釜中沸水，浮泛无根。为三阳热极，阴液枯竭之候。

② 鱼翔脉：脉在皮肤，头定而尾摇，似有似无，如鱼在水中游动。此为三阴寒极，阳亡于外之候。

③ 虾游脉：脉在皮肤，如虾游水，时而跃然而去，须臾又来，其急促躁动之象仍如前。为孤阳无依，躁动不安之候，主大肠气绝。

④ 屋漏脉：脉在筋肉之间，如屋漏残滴，良久一滴，即脉搏极迟慢，溅起无力。此为胃气营卫将绝之候。

⑤ 雀啄脉：脉在筋肉间，连连数急，三五不调，止而复作，如雀啄食之状，此为脾无谷气已绝于内。

⑥ 解索脉：脉在筋肉之间，乍疏乍密，如解乱绳状。这是一种时快时慢，散乱无序的脉象。为肾与命门之气皆亡。

⑦ 弹石脉：脉在筋肉之下，如指弹石，辟辟凑指，毫无柔和软缓之象，此为肾气竭绝之象。

六、诊妇人脉与小儿脉

（一）诊妇人脉

【歌诀】

> 妇人之脉血为本，尺脉滑利妊娠喜，
> 沉按洪强是活胎，脉至离经为欲产。

【内容】 妇人有经、孕、产等特有的生理变化和疾病，有关这方面的脉象，分述如下。

（1）诊月经脉　妇女经期气血调和，则脉现滑数。妇人左关尺脉，忽洪大于右手，口不苦，身不热，腹不胀，是月经将至。寸、关脉调和，而尺脉弱或细涩者，月经多不利。

妇人闭经有虚实之分。尺脉虚细涩，是血少的虚闭证；尺脉弦涩，是气滞血瘀的实闭证。

（2）诊妊娠脉　妇人婚后月经停止，脉来滑数冲和，兼有饮食异于平常，嗜酸或呕吐等现象者，才是妊娠真候。

（3）诊死、活胎脉　沉按脉象仍是洪强者，才是有阳气的活胎；如果沉候阳气衰绝，则胞中所有的已是死胎，或是痞块。

（4）诊临产脉　孕妇将产，其脉象特点，历代医家亦已阐明。如《诸病源候论》说："孕妇诊其尺脉，急转如切绳转珠者，即产也"。

凡上所述，只是对妇人经孕胎产的脉诊，作了一些举例说明，欲全面了解，必须脉症合参。

（二）诊小儿脉

【歌诀】

> 小儿之脉七至平，数热迟寒滑痰食，
> 强弱可测虚实因，重按乃见牢实脉。

【内容】　诊小儿脉，与成人有所不同。小儿寸口部位狭小，难分寸关尺。另一方面，小儿临诊时容易惊哭，惊则气乱，气乱脉也乱，故难于掌握。因此，诊小儿脉后世医家有一指总候三部方法，辨小儿脉诊技巧有所提高。

1. 一指三部诊法

用左手握小儿手，对三岁以下的小儿，医生用右手大拇指按在高骨脉上，分三部以定息数；对四岁以上的小儿，则以高骨中线为关，以一指向两侧滚转寻三部；七八岁可以挪动拇指诊三部；九至十岁以上可以次第下指依寸关尺三部诊脉；十五岁可以按成人三部诊法进行。对三岁以下的小儿，除了脉诊之外，应注意形色，声音和诊小儿示（食）指络脉，按胸腹头额等诊法。

2. 小儿脉象主病

三岁以下的，一息七八至为平脉。五六岁的，六至为平脉，七至以上为数脉，四五至为迟脉。只诊浮沉、迟数、强弱、缓急，以辨别阴阳寒热表里，邪正盛衰，不详求二十八脉。

浮数为阳，沉迟为阴，强弱可测虚实，缓急可测邪正。数为热，迟为寒。沉滑为痰食，浮滑为风痰。紧主寒，缓主湿，大小不齐为滞。

小儿肾气末充，脉气止于中候，不论脉体素浮素沉，重按多不见，如重按乃见，便与成人的牢实脉同论。

七、脉诊的临床意义及脉症从舍

【歌诀】

脉诊能知位表里，寒热虚实也可比，
病因病机预后明，脉症不符从舍明。

【内容】

(一) 脉诊的临床意义

知表里——如脉位的浮沉。

定寒热——如脉率的迟数。

判虚实——如脉势的有力无力。

测病因——如脉浮紧为外感风寒。

察病机——如左关脉弦，右关脉弱，表示肝强脾弱。

明预后——伤寒病，战汗之后，脉静身凉，表示正能胜邪，预后良好。

(二) 脉症顺逆与从舍

所谓脉症顺逆是指从脉症的相应、不相应来判断疾病的顺逆。

舍症从脉——在脉真症假的情况下，必须舍症从脉。例如，热厥证见四肢厥冷，病人发热，四肢厥冷，胸腹大热，脉滑数，乃因邪热深伏，阳气内郁，格阴于外，而出现四肢厥冷的假象，故应舍症从脉。

舍脉从症——在症真脉假的情况下，必须舍脉从症。例如，阳明腑实证见迟脉，病人发热，腹胀满，大便燥结，疼痛拒按，舌红苔黄厚而焦燥，脉迟者，乃因热与燥屎结于阳明大肠，出现一派阳明实热证的真象，由于实热内结，阻滞血脉运行，而出现迟脉的假象，故应舍脉从症。

第二节　按　诊

按诊是医生用手触、摸、推、按病人的肌肤、胸腹、手足及其他病变部位，配合望、闻、问诊，并从局部冷热、硬软、疼痛、痞块或其他异常变化，从而测知病变的所在和性质的一种诊病方法。

一、按诊的方法与意义

【歌诀】

> 按诊手法四种用，触摸按叩轻到重，
> 先按肌肤后脏腑，一步一步诊清楚。
> 手法轻巧并柔和，避免暴力伤病人。

【内容】

（一）按诊的方法

按诊首先要选择好体位，然后充分暴露按诊部位。一般病人应取坐位或仰卧位。病人取坐位时，医生要面对病人，用左手稍扶病体，右手触摸按压某一局部，多用于皮肤、手足、腧穴的按诊。胸腹按诊，病人需采取仰卧位，医生站在病人右侧，用右手或双手对病人胸腹某些部位进行按诊。按诊的手法大致可分触、摸、按、叩四法。

1. 触法

触法是以手指或手掌轻轻接触病人局部皮肤，如额部及四肢皮肤等，以了解凉热、润燥等情况的一种方法。

2. 摸法

摸法是以手抚摸局部，如肿胀部位等，以探明局部的感觉情况及肿物的形态、大小、有无疼痛等，以辨病位及虚实的一种方法。

3. 按法

按法是以重手按压或推寻局部，如胸腹和肿物部位，以了解深部有无压痛或肿块，肿块的形态、质地、大小、活动情况、肿胀程度、性质等以辨脏腑虚实和邪气的痼结情况的一种方法。

4. 叩法

叩法是医生用手叩击病人身体某部位，使之震动产生叩击声、波动感或震动感，以此来确定病变的性质和程度的一种方法。

按诊时，医生举止要稳重大方，态度要严肃认真，要体贴病人，手法要轻巧柔和，要避免突然暴力或冷手按诊。同时要嘱咐病人主动配合，随时反映自己的感觉。还要边检查边观察病人的表情变化，以了解其痛苦所在。

（二）按诊的临床意义

按诊是切诊的重要组成部分，在辨证中起着至关重要的作用，是四诊中不容忽视的一环。按诊运用于辨证，判断疾病的病位、寒热性质、虚实等。

二、按诊的内容

【歌诀】

> 按诊肌肤手足胸，腹部腧穴共参奉，
> 尺肤温病诊断要，虚里死亡判断之。
> 叩之如鼓为气胀，叩之音实水臌成。
> 癥积有形病在血，瘕聚无形病气分。
> 结胸痞满疼痛分，有痛结胸无痛痞。

【内容】

（一）按肌肤

1. 按尺肤

尺肤是从肘部内侧到掌后横纹处的一段皮肤。对温热病的诊断有一定的意义。

2. 诊寒热

身热初按热甚，久按热反减轻为热在表；久按其热反甚者为热在里。

3. 诊润燥

皮肤润滑——多属有汗，津液未伤。

皮肤干燥——多属无汗，津液已伤。

4. 诊疮疡

寒证——肿处硬木不热。

热证——肿处热而压痛。

虚证——根盘平塌，漫肿无头。

实证——根盘收束，肿势高突。

无脓——患处按之坚硬而热不甚。

成脓——患处边硬顶软而热甚。

5. 诊肿胀

辨别气肿和水肿。凡重手按之凹陷不起的为水肿；按之陷下，举手即起为气肿。

（二）按手足

手足心热甚于手足背——内伤发热。

手足背热甚于手足心——外感发热。

手足心热甚于额上热——内伤发热。

额上热甚于手足心热——外感发热。

儿科方面：

小儿指尖冷——主惊厥；

中指独热——外感风寒；

中指末端独冷——麻疹将发。

(三) 按胸腹

1. 按胸部

（1）**按虚里** 虚里位于左乳下内侧部，心尖搏动处。可了解心脏疾患。有时为死亡的判定方法之一。

虚里按之其动微弱者，为宗气内虚之征。

虚里动则应衣，为宗气外泄之象。

（2）**辨痞满** 患者自觉心下或胃脘部胀满不适，但以手按之却柔软无物，无压痛。为气机痞塞所致。

（3）**辨结胸** 患者自觉胸腹或心下硬满，按之压痛，有硬块。多为有形之邪结聚。如水结、血瘀、痰积。又分大结胸和小结胸。

2. 按胁肋

触之肝大较软，并感到右胁胀痛——气滞。

触之肝大较硬，并感到右胁刺痛——瘀血。

触之肝大，且表面凸凹不平——警惕肝癌。

右胁胀痛，摸之热感，拒按——肝痈。

疟疾日久，胁下出现肿块，按之硬痛——疟母。

3. 按腹部

（1）可辨别腹痛属虚属实

腹痛喜按——属虚。

腹痛拒按——属实。

（2）可辨别腹水的有无

腹胀满，叩之如鼓的——属气胀。

腹胀满，叩之音实，触诊又有波动感或水声的——属水臌，有腹水形成。

（3）辨积聚　积聚是腹内结块，或痛或胀的病证。

积——有形，按之固定不移，痛有定处，病属血分，为脏病。

聚——无形，按之聚散无常，痛无定处，病属气分，为腑病。

（4）诊虫积　腹中虫积有三大特征。

一是形如筋结，久按会转移。

二是觉指下如蚯蚓蠢动。

三是腹壁凸凹不平，按之起伏聚散。

（5）诊肠痈　右侧下腹部按之成压痛或反跳痛的，多是肠痈。

（四）按腧穴

按腧穴，是按压身体上某些特定穴位，以了解这些穴位的变化和反应，从而推断内脏的某些疾病。

腧穴的变化是出现结节或条索状物、压痛。例如以下情况。

肺病——在肺俞摸到结节或中府穴压痛。

肝病——在肝俞和期门穴有压痛。

第五章　八纲辨证

第一节　八纲辨证的概念与意义

一、八纲辨证的概念

八纲，就是表、里、寒、热、虚、实、阴、阳八个辨证的纲领。

表和里——病位。寒和热——病性。

虚和实——病势。阴和阳——病类。

八纲辨证，为中医辨证学的基本纲领。疾病的表现尽管十分复杂，但是基本上都可以用八纲加以归纳，如根据患病的部位可分为表证和里证；根据疾病性质可分为寒证和热证；根据邪正盛衰可分为虚证和实证，邪盛者为实证，正虚者为虚证；根据疾病类别分为阴证和阳证两大类。阴阳为八纲中的总纲，它可以概括其他六纲，即阴证包括里证、虚证、寒证。阳证包括表证、实证、热证。

二、八纲辨证的源流

《黄帝内经》中并无"八纲"这一名词，但其具体内容已有散在的论述。

张仲景更具体地将之运用于伤寒及杂病的治疗。《伤寒论》中六经病的不同证候，无不贯穿着阴、阳、表、里、寒、热、虚、实的内容。从病的性质上讲，三阳病多属于热证、实证，概括为阳证；三阴病多属于寒证、虚证，概括为阴证。

明清许多医家，普遍重视和接受了八纲的概念和内容。

近人祝味菊在《伤寒质难》中说："所谓'八纲'者，阴、阳、表、里、寒、热、虚、实是也。"这是"八纲"名称的正式提出。

第二节　八纲辨证的基本内容

一、表里辨证

表里是辨别病位外内浅深的一对纲领。

（一）表证

【歌诀】

> 表证外感初期见，起病急短病位浅，
>
> 恶寒发热头身痛，鼻塞喉痒咳嗽碰。

【概念】 由于六淫之邪从皮毛、口鼻而入侵人体浅表所引起的证候。

【成因】 外感六淫之邪。

【特点】 起病急；病程短；病位浅；病情轻。多见于外感病初期阶段。

【表现】 恶寒发热，头身痛，舌苔薄白，脉浮。或鼻塞流涕，咽喉痒痛，咳嗽。

【分析】　六淫邪气客于皮毛肌表，阻遏卫气的正常宣发，郁而发热。卫气受遏，失其"温分肉，肥腠理"的功能，肌表不能得到正常的温煦，故出现恶风寒的症状。邪气郁滞经络，气血流行不畅，以致头身疼痛。邪未入里，舌象尚无明显变化，出现薄白苔。外邪袭表，正气奋起抗邪，脉气鼓动于外，故脉浮。肺主皮毛，鼻为肺窍，邪气从皮毛、口鼻而入，内应于肺，肺失宣肃，出现鼻塞流涕、喷嚏、咽喉痒痛、咳嗽、有汗或无汗等症状。

（二）里证

【歌诀】

> 凡非表证皆属里，外感中期内伤迷，
>
> 表现复杂病位深，典型症状很难申。

【概念】　里证是指病变部位在脏腑气血的一类证候。

【成因】　有三种：一是表邪不解，由表入里形成里证；二是六淫邪气直接侵犯脏腑形成里证；三是由于情志内伤、饮食劳倦等原因所致的疾病也称为里证。

【特点】　概括地说凡非表证者，一切证候皆属里证。多见于外感病中、后期及内伤病。病位深在；临床表现复杂。

【表现】　里证的临床表现多种多样，一般很难说哪几个症状就是里证的代表症状。本章的寒热虚实辨证以及后面的气血津液、脏腑、经络等辨证部分均属里证的范畴。

附：半表半里证

【歌诀】

半表半里少阳病，口苦咽干目眩寻，

寒热往来胸胁满，心烦喜呕不欲食。

【概念】　半表半里证在六经辨证中称为少阳病证。外邪由表内传，尚未入于里，或里邪透表，尚未至于表，邪正相搏于表里之间，称为半表半里证。

【表现】　寒热往来，胸胁苦满，心烦喜呕，默默不欲饮食，口苦咽干，目眩，脉弦。

（三）表里证鉴别要点

辨别表证和里证，主要是审察寒热症状、内脏证候是否突出、舌象、脉象等变化。一般来说表现在以下几个方面。

病程：新病、病程短者，病在表；久病、病程长者，病在里。

症状：发热恶寒同时并见者病在表；但发热，但畏寒者均属里证。

舌脉：表证者舌苔常无变化，或仅舌边尖红、脉浮；而里证者，舌质、舌苔常有变化，脉不浮或沉。

二、寒热辨证

寒热是辨别疾病性质的两个纲领。

（一）寒证

【歌诀】

寒证阴盛感寒邪，恶寒喜暖面色白，

肢冷蜷卧痰涕清，尿清便溏脉迟紧。

【概念】 指感受寒邪，或阴盛阳虚，导致机体机能活动衰退所表现的具有冷、凉特点的证候。

【成因】 外感阴寒邪气，或因内伤久病，阳气耗伤，或过服生冷寒凉，阴寒内盛所致。

【表现】 恶寒喜暖，面色㿠白，肢冷蜷卧，口淡不渴，痰、涎、涕清稀，小便清长，大便稀溏，舌淡苔白而润滑，脉迟或紧等。

【分析】 阳气不足或外邪所伤，不能发挥其温煦形体的作用，故见形寒肢冷，蜷卧，面色㿠白；阴寒内盛，津液不伤，故口淡不渴；阳虚不能温化水液，以致痰、涎、涕、尿等分泌物、排泄物皆为澄澈清冷。寒邪伤脾，或脾阳久虚，则运化失司而见大便稀溏。阳虚不化，寒湿内生，则舌淡苔白而润滑。阳气虚弱，鼓动血脉运行之力不足，故脉迟；寒主收引，受寒则脉道收缩而拘急，故见紧脉。

（二）热证

【歌诀】

热证阳盛感热邪，恶热喜冷喜冷饮，

面红目赤痰涕黄，二便干结苔燥黄。

【概念】 指感受热邪，或阳盛阴虚，导致机体机能活动亢进所表现的具有温、热特点的证候。

【成因】 外感火热之邪，或寒邪化热入里；或因七情过激，郁而化热；或饮食不节，积蓄为热；或房室劳伤，劫夺阴精，阴虚阳亢所致。

【表现】 恶热喜冷，口渴喜冷饮，面红目赤，烦躁不宁，痰、涕黄稠，吐血衄血，小便短赤，大便干结，舌红苔黄而干燥，脉数等。

【分析】 阳热偏盛，则恶热喜冷。大热伤阴，津液被耗，故小便短赤；津伤则需引水自救，所以口渴饮冷。火性上炎，则见面红目赤。热扰心神，则烦躁不宁。津液被阳热煎熬，则痰、涕等分泌物黄稠。火热之邪灼伤血络，迫血妄行，则吐血衄血。肠热津亏，传导失司，势必大便燥结。舌红苔黄为热征，舌干少津为伤阴。阳热亢盛，加速血行，故见数脉。

（三）寒热证鉴别要点

寒证与热证，是机体阴阳盛衰的反映，是疾病性质的主要体现，故应对疾病的全部表现进行综合观察，尤其是恶寒发热、对寒热的喜恶、口渴与否、面色的赤白、四肢的温凉、二便、舌象、脉象等，是辨别寒证与热证的重要依据（表5-1）。

表 5-1 寒证与热证鉴别

证型	症状								
	寒热喜恶	口渴	面色	四肢	神态	痰涕	二便	舌象	脉象
寒证	恶寒喜热	不渴	淡白	冷	蜷卧少动	清稀色白	大便稀溏小便清长	舌淡苔白而润滑	迟或紧
热证	恶热喜冷	渴喜冷饮	红赤	热	仰卧躁动	黄稠	大便干结小便短赤	舌红苔黄而干	数

三、虚实辨证

虚实是辨别邪正盛衰的纲领，即虚与实主要是反映病变过程中人体正气的强弱和致病邪气的盛衰。

（一）虚证

【歌诀】

> 虚证又分阴阳虚，畏寒肢凉见阳虚，
> 小便清长大便溏，舌淡苔白神疲乏。
> 五心烦热阴虚见，潮热颧红并盗汗，
> 口燥咽干脉细数，舌红少津还少苔。

【概念】　指对人体正气虚弱、不足为主所产生的各种虚弱证候的概括。虚证反映人体正气虚弱、不足而邪气并不明显。

【成因】　虚证的形成，可以由先天禀赋不足所导致，但主要是由后天失调和疾病耗损所产生。如饮食失调；思虑太过、悲哀猝恐、过度劳倦等；房事不节；久病失治、误治，损伤正气；大吐、大泻、大汗、出血、失精等，均可形成虚证。

在此，仅介绍虚证中两大类常见的证候：阳虚证与阴虚证。

【表现】　阳虚证以经常畏冷，四肢不温，口淡不渴，或渴喜热饮，可有自汗，小便清长，大便溏薄，面色淡白，舌淡胖，苔白滑，脉沉迟（或为细数）无力为常见证候，并可兼有神疲、乏力、气短等气虚的证候。阳虚证多见于病久体弱者，病势一般较缓。

阴虚证的临床表现，以形体消瘦、口燥咽干、潮热颧红、五心烦热、盗汗、小便短黄、大便干结、舌红少津少苔、脉细数等为证候特征。并具有病程长、病势缓等虚证的特点。

【分析】 虚证的病机主要表现在伤阴及伤阳两个方面。伤阳者，以阳气虚的表现为主。由于阳失温运与固摄的功能，所以见面色淡白、形寒肢冷、神疲乏力、心悸气短、大便溏薄、小便清长等表现。伤阴者，以阴虚的表现为主。由于阴不制阳，及失去其濡养滋润的作用，故见手足心热、心烦、颧红、潮热盗汗等症。阳虚则阴寒盛，故舌胖嫩，脉虚沉迟；阴虚则阳偏亢，故舌红干少苔，脉细数。

（二）实证

【歌诀】

> 有形病邪呈实证，呼吸气粗痰涎盛，
>
> 二便不利或淋痛，舌老苔厚脉有力。

【概念】 指对人体感受外邪，或疾病过程中阴阳气血失调，或体内病理产物蓄积，所形成的各种临床证候的概括。

【成因】 主要可概括为两个方面。

一是风寒暑湿燥火、疫疠以及虫毒等邪气侵犯人体，正气奋起抗邪，故病势较为亢奋、急迫。

二是内脏机能失调，气化障碍，导致气机阻滞，以及形成痰、饮、水、湿、瘀血、宿食等，有形病理产物壅聚停积于体内。

【表现】 由于致病邪气的性质及所在部位的不同，实证的表现亦极不一致，而常见的主要有：发热，腹胀痛拒按，胸闷烦躁，甚至神昏谵语，呼吸气粗，痰涎壅盛，大便秘结，或下利、里急后重，小便不利，或淋沥涩痛，舌质苍老，舌苔厚腻，脉实有力。

【分析】 邪气过盛，正气与之抗争，阳热亢盛，故发热；实邪扰心，或蒙蔽心神，故烦躁甚至神昏谵语；邪阻于肺，则宣降失常而胸闷，喘息气粗，痰盛者见痰声辘辘。实邪积于肠胃，腑气不通，大便秘结，腹胀满痛拒按；湿热下攻，可见下痢，里急后重。水湿内停，气化不行，所以小便不利。湿热下注膀胱，致小便淋沥涩痛。邪正相争，搏击于血脉，故脉实有力。湿浊蒸腾，故舌苔多见厚腻。

（三）虚实证鉴别要点

鉴别虚实，必须四诊合参。一般说来，虚证必身体虚弱，实证多身体粗壮。虚证者声息低微，实证者声高息粗。久病多虚，暴病多实。舌质淡嫩，脉象无力为虚；舌质苍老，脉象有力为实（表5-2）。

表 5-2　虚证与实证鉴别

证型	症　状								
	面色	寒热	口渴	汗出	神态	脘腹	二便	舌象	脉象
虚证	苍白或萎黄	恶寒肢冷为阳虚，五心烦热为虚热	渴喜热饮且量少为阳虚	自汗或盗汗	声低气怯，精神不振	绵绵而痛，喜按	便溏溲清	舌淡嫩，少苔或无苔	无力

证型	症　　　状								
	面色	寒热	口渴	汗出	神态	脘腹	二便	舌象	脉象
实证	深红或暗滞	恶寒重为实寒，壮热为实热	大渴喜冷饮为实热	无汗或大汗多为实	声高息粗，烦躁甚或谵语	胀满痛剧，拒按	便秘溲赤为实热	舌质坚敛苍老，苔厚	有力

四、阴阳辨证

阴阳学说在辨证诊断上的应用，主要有两个方面。

（一）阴阳是类证的纲领

凡见兴奋、躁动、亢进、明亮等表现的表证、热证、实证；以及症状表现于外的、向上的、容易发现的；或病邪性质为阳邪致病、病情变化较快等，一般都可归属为阳证。

凡见抑制、沉静、衰退、晦暗等表现的里证、寒证、虚证；以及症状表现于内的、向下的、不易发现的；或病邪性质为阴邪致病、病情变化较慢等，一般都可归属为阴证。

由于阴阳是对各种病情从整体上作出最基本的概括，八纲中的阴阳两纲又可以概括其余六纲，所以说阴阳是证候分类的总纲，阴阳是辨证归类的最基本纲领。

（二）阴阳有具体的辨证内容

阴阳辨证又包含有具体的辨证内容，其主要有阳虚证、阴虚证、阴盛证、阳盛证，以及亡阳证、亡阴证等。

1. 阴虚证（虚热证）

【歌诀】

　　阴虚脉细舌苔少，消瘦盗汗二便少，

　　五心烦热红两颧，口咽干燥滋阴权。

【概念】　阴液亏虚不能制阳所致的虚热证候。

【表现】　口咽干燥，形体消瘦，五心烦热，潮热盗汗，两颧潮红，小便短赤，大便干结，舌红少苔，脉细数。

【分析】　阴液不足，机体失却滋养和濡养，则见口咽干燥；形体消瘦，阴虚不能制阳，阳亢而虚热内生，故见五心烦热，潮热盗汗，两颧潮红；阴虚火旺，膀胱化源不足，则见小便短赤；大肠失润则见大便干结；舌红少苔，脉细数为阴虚火旺之征。

2. 阳虚证（虚寒证）

【歌诀】

　　阳虚畏寒苔白滑，面色㿠白四肢凉，

　　自汗不渴神乏力，小便清长大便溏。

【概念】　阳气虚衰，不能制阴所致的虚寒证候。

【表现】　畏寒肢冷，面色㿠白，口淡不渴，或渴喜热饮，神疲乏力，少气懒言，自汗，大便溏薄，小便清长，舌淡胖嫩，苔白滑，脉沉迟无力。

【分析】　阳气亏虚，机体失煦，故见畏寒肢冷；阳虚推动无力，则见神疲乏力、少气懒言。阳虚失于温化和蒸腾津液，故见口淡不渴，或渴喜热饮，大便溏薄，小便清长；阳气亏虚，固摄无权，故自汗。阳虚水气上泛，可见面色㿠白。舌淡胖嫩，苔白滑，脉沉迟无力为阳虚阴盛之象。

3. 阴盛证（实寒证）

【歌诀】

> 阴盛实寒证恶寒，面色苍白四肢寒，
>
> 腹痛拒按肠鸣泻，口淡尿清脉紧结。

【概念】 指寒邪（阴邪）侵袭人体而致的一种病证。

【表现】 恶寒喜暖，面色苍白，四肢欠温，腹痛拒按，肠鸣腹泻，或痰鸣喘嗽，口淡多涎，小便清长，舌苔白厚腻，脉迟或紧而有力。

【分析】 寒邪客于体内，阻遏阳气，则恶寒喜暖，四肢不温；阴寒凝滞，经脉不通，不通则痛，故见腹痛拒按；阳气不能上荣于面，则面色苍白；寒邪困扰中阳，运化失职，故肠鸣腹泻。若为寒邪客肺，则痰鸣喘嗽。口淡多涎，小便清长，舌苔白厚腻，皆为阴寒之征。脉迟或紧，是寒凝血行迟滞的现象。

4. 阳盛证（实热证）

【歌诀】

> 阳盛实热证壮热，神昏谵语烦躁甚，
>
> 腹胀满痛大便实，舌红苔黄脉洪实。

【概念】 指阳热之邪侵袭人体，由表入里所致的实热证。

【表现】 壮热喜冷，口渴饮冷，面红目赤，烦躁或神昏谵语，腹胀满痛拒按，大便秘结，小便短赤，舌红苔黄而干，脉洪滑数实。

【分析】 热邪内盛，故身见壮热喜冷；火热上炎，而面红目赤；热扰心神，轻则烦躁，重则神昏谵语；热结肠胃，则腹胀满痛拒按，大便秘结；热伤阴液，则小便短赤，口渴饮冷，引水自救；舌红苔黄热邪之征，舌干为津液受伤；热为阳邪，鼓动血脉，所以脉象洪滑数实。

5. 亡阳证

【歌诀】

> 冷汗淋漓亡阳证，汗质稀淡神情淡，
>
> 面色苍白手足冷，脉微欲绝气息微。

【概念】 指体内阳气极度衰微而表现出阳气欲脱的危重证候。

【表现】 以冷汗淋漓、汗质稀淡、神情淡漠、肌肤不温、手足厥冷、呼吸气微、面色苍白、舌淡而润、脉微欲绝等为证候特点。

【分析】 亡阳一般是在阳气由虚而衰的基础上的进一步发展，但亦可因阴寒之邪极盛而致阳气暴伤，还可因大汗、失精、大失血等阴血消亡而阳随阴脱，或因剧毒刺激、严重外伤、瘀痰阻塞心窍等而使阳气暴脱。由于阳气极度衰微而欲脱散，失去温煦、固摄、推动之能，故见冷汗、肢厥、面色苍白、神情淡漠、息弱、脉微等垂危病状。

6. 亡阴证

【歌诀】

> 大吐汗泻亡阴证，汗热味咸如油黏，

小便极少皮肤皱，脉细数疾虚烦扰。

【概念】 指体液大量耗损，阴液严重亏乏而欲竭所表现出的危重证候。

【表现】 以汗热味咸而黏、如珠如油、身灼肢温、虚烦躁扰、恶热、口渴欲饮、皮肤皱瘪、小便极少、面色赤、唇舌干燥、脉细数疾等为证候特点。

【分析】 亡阴可以是在病久而阴液亏虚基础上的进一步发展，也可因壮热不退、大吐大泻、大汗不止、严重烧伤致阴液暴失而成。由于阴液欲绝，或仍有火热阳邪内炽，故见汗出如油、脉细数疾、身灼烦渴、面赤唇焦等一派阴竭而阳热亢盛的证候。亡阴若救治不及，势必阳气亦随之而衰亡。

亡阳证与亡阴证鉴别见表5-3。

表5-3 亡阳证与亡阴证鉴别

证型	症　状				
	汗出	四肢	其他	舌象	脉象
亡阳	汗出凉而淡	厥冷	面白,气微,不渴	舌淡而润	微欲绝
亡阴	汗热味咸而黏	温和	面赤,气粗,渴喜冷饮	红干	细数疾

第三节　八纲证候间的关系

【歌诀】

八纲关系约有三，相兼转化真假参，
两证同见叫相兼，证候转化性质变。

寒热虚实有真假，真象假象仔细辨。

一、证候相兼

八纲证候间的相互关系，主要可归纳为证候相兼错杂、证候转化、证候真假三个方面。

（一）表里同病

【概念】 表证和里证在同一时期出现，称表里同病。

【成因】 一类是外感病，由表证发展至兼见里证；或外感病未愈，复伤于饮食劳倦等。一类是内伤病未愈而又感外邪。

【类型】 表里同病时，往往出现虚、实、寒、热等各种情况。现简述如下。

表里俱寒——里有寒而表寒外束，或外感寒邪，内伤饮食生冷等，均可引起此证。症状有头痛、身痛、恶寒、肢冷、腹痛、吐泻、脉迟等。

表里俱热——夙有内热，又感风热之邪，可见此证。症状有发热、喘而汗出、咽干引饮、烦躁谵语、便秘尿涩、舌质红、舌苔黄燥或见芒刺舌、脉数等。

表寒里热——表寒未解而里热已作，或里本有热而表受寒邪，可见此证。症状有恶寒发热、头痛、身痛、口渴引饮、心烦等。

表热里寒——素体阳气不足，或伤于饮食生冷，同时感受温热之邪；若表热证未解，过用寒凉药以致损伤脾胃阳气亦属此类。症状有发热汗出、饮食难化、便溏溲清、舌体胖、苔略黄等。

表里俱实——外感寒邪未解，内有痰瘀食积，可见此证。症状有恶寒发热、无汗、头痛、身痛、腹部胀满、二便不通、脉实等。

表里俱虚——气血俱虚，阴阳两亏时可见此证。症状有自汗、恶风、眩晕、心悸、食少、便溏、脉虚等。

表虚里实——内有痰瘀食积，但卫气不固，可见此证。症状有自汗恶风、腹胀拒按、纳呆、便秘、苔厚等。

表实里虚——素体虚弱，复感外邪，可见此证。症状有恶寒发热、无汗、头痛身痛、时或腹痛、纳少或吐、自利等。

（二）寒热错杂

【概念】 是指同一病人同一时间既有寒证的表现，又有热证的表现。是一种寒热同时并见的复杂病理现象。

【类型】 寒热错杂可分为表里与上下两部分。表里的寒热错杂表现为表寒里热及表热里寒，详见表里同病。上下的寒热错杂表现为上热下寒及上寒下热。

上热下寒——患者在同一时间内，上部表现为热的证候，下部表现为寒的证候。如既见胸中烦热，频欲呕吐的上热证，又见腹痛喜暖，大便稀薄的下寒证，即属此类病证。

上寒下热——患者在同一时间内，上部表现为寒，下部表现为热的证候。例如，胃脘冷痛，呕吐清涎，同时又兼见尿频，尿痛，小便短赤。此为寒在胃而热在膀胱之证候。

上热下寒，上寒下热病因多为寒热错杂，病理为阴阳之气不相协调，或为阴盛于上，阳盛于下；或阳盛于上，阴盛于下所致。

（三）虚实夹杂

【概念】 同一患者在同一时间存在着正虚与邪实两方面病变。

【类型】 有实证夹虚，虚证夹实，虚实并重三种情况。

实证夹虚——此证常常发生于实证过程中正气受损的患者，亦可见于原来体虚而新感外邪病人。它的特点是以实邪为主，正虚为次。

虚证夹实——此证往往见于实证深重，拖延日久，正气大伤，余邪未尽的病人；亦可见于素体大虚，复感邪气的患者。其特点是以正虚为主，实邪为次。

虚实并重——此证多见于以下两种情况：一是原为严重的实证，迁延时日，正气大伤，而实邪未减者；二是原来正气甚弱，又感受较重邪气的病人。其特点是正虚与邪实均十分明显，病情比较沉重。

二、证候转化

（一）表里出入

1. 表邪入里

【概念】 表邪不解，内传入里，出现里证，即为由表入里。

【成因】 机体抗邪能力降低；邪气过盛；护理不当；失治误治。

2. 里邪出表

【概念】 某些里证，病邪由里透达于肌表，则为由里出表。

【成因】 治疗、护理得当；机体抗病能力增强。

（二）寒热转化

1. 寒证转化为热证

【概念】 是指原为寒证，后出现热证，而寒证随之消失的病变。

【成因】 外感寒邪未及时发散，而机体阳气偏盛，阳热内郁到一定程度，于是寒证变成热证；或是寒湿之邪郁遏而机体阳气不衰，常易由寒而化热；或因使用温燥之品太过，亦可使寒证转化为热证。

2. 热证转化为寒证

【概念】 是指原为热证，后出现寒证，而热证随之消失的病变。

【成因】 邪热毒气严重的情况下，或因失治、误治，以致邪气过盛，耗伤正气，正不胜邪，机能衰败，阳气散失，故而转化为虚寒证，甚至表现为亡阳的证候。

（三）虚实转化

虚证与实证在一定条件下可以相互转化。

1. 实证转虚

【概念】 是指原为实证，后出现虚证，而实证随之消失的病变。

【成因】 病本为实证，由于失治、误治，病情迁延日久，虽然邪气渐去，而正气亦伤，逐渐变成虚证。

2. 虚证转实

【概念】　是指原为虚证，后出现实证，而虚证随之消失的病变。

【成因】　病本为虚证，脏腑功能衰减导致体内各种代谢功能失常，以致痰饮、水湿、瘀血等病理产物停留体内，成为实证。

三、证候真假

（一）寒热真假

【歌诀】

　　　　阳盛格阴见假寒，阴盛格阳见假热，

　　　　假象出现多在表，四肢皮肤面色假。

　　　　脏腑气血多现真，里症舌脉作参考。

【内容】　当疾病发展到寒极或热极的时候，有时会出现与疾病本质相反的一些假象，如"寒极似热"即为"真寒假热"；"热极似寒"即为"真热假寒"。

1. 真热假寒

内有真热而外见假寒的证候。产生机理为阳盛格阴。

真热——可见身热恶热，烦渴喜冷饮，咽干，小便短赤，大便燥结，舌红苔黄而干。

假寒——四肢厥冷，但却不欲近衣被。根据其阳热闭郁而致手足厥冷的特点，又把它称为"阳厥"。

2. 真寒假热

内有真寒而外见假热的证候。产生机理为阴盛格阳。

真寒——可见精神萎靡，形体倦怠，形寒肢冷，小便清长，大便稀溏。

假热——格阳于上可见面红、口渴。格阳于外可见身热、脉大。

仔细分辨：面虽红，但如妆，或游移不定。口虽渴，但喜热饮，饮量不多。身虽热，但喜近衣取暖。脉虽大，但无力。

3. 真假寒热辨别要点

① 了解疾病发展全过程，一般情况下假象多出现在疾病的后期，而真象多贯穿疾病全过程。

② 假象的出现，多在四肢、皮肤和面色方面，而脏腑、气血、津液等方面的内在表现，则如实地反映了疾病的本质，故辨证时应以里证、舌象、脉象等作为诊断的依据。

③ 假象毕竟和真象不同，如假热之面赤，是面色㿠白而仅见颧颊浅红娇嫩，时隐时现，而真热的面红却是满面通红；假寒常表现为四肢厥冷，而胸腹部却是大热，按之灼手，或周身寒冷而反不欲近衣被；真寒是身蜷卧，欲得衣被。

（二）虚实真假

【歌诀】

> 虚实真假仔细辨，脉象有力与无力，
> 舌质嫩胖与苍老，发声高低体质考。

【内容】 当病情发展到比较严重阶段或比较复杂时，有时会出现假虚或假实的情况，即所谓"至虚有盛候"、"大实有羸状"。

1. 真虚假实（假实证）

疾病的本质是虚证，而有时却见到"实证"的表现。

真虚——纳食减少，疲乏无力，舌胖嫩，苔润滑，脉虚无力等表现。

假实——腹胀，腹满，腹痛。

仔细分析：腹虽胀满，但有时减轻；腹虽痛，但喜按。

2. 真实假虚（假虚证）

疾病的本质是实证，而虚是表面现象，是假象。如阳明腑实证。

真实——见到大便秘结，腹痛持续不减又常拒按，潮热谵语，舌苔黄燥等实证的表现。

假虚——可见到脉沉、沉默、四肢不温等类似于虚证的表现。

仔细分辨：脉虽沉但沉实有力；沉默但说起话来却声高气粗；四肢不温但身大热。

3. 虚实真假辨别要点

① 脉象的有力无力，有神无神；浮候如何，沉候如何。尤以沉取之象为真谛。

② 舌质的嫩胖与苍老，舌苔的厚腻与否。

③ 言语发声的高亮与低怯。

④ 病人体质的强弱，发病的原因，病的新久，以及治疗经过如何。

第六章 病因辨证

第一节 外感病因辨证

病因辨证，是在中医学基础理论，尤其是中医病因学的指导下，对病人的症状、体征、病史等进行辨别、分析、判断、综合，以确定病人具体病因的思维过程和辨证方法，也称为"审证求因"。它可看作是八纲辨证在病因方面的深化和具体化。

一、六淫辨证

（一）风淫证候

【歌诀】

　　风淫恶风并汗出，喉痒脉浮瘾疹出，

　　肢麻口㖞强直颤，风水风痹破伤风。

【概念】　外感风邪引起的证候统称为风淫证候，亦称为外风证。

【要点】　外风证的辨证要点为恶风、汗出、喉痒、脉浮，或瘙痒、瘾疹，或肢体异常运动，以及症状出没无常、变化迅速等。

【表现】　伤风——发热恶风，汗出，鼻塞，咽痒，咳嗽，舌苔薄白，脉浮缓。

风疹——恶风，皮肤瘙痒，瘾疹，漫无定处，遇风尤甚，瘙痒处出现皮疹与肿块。

风痹——发热，恶风，四肢关节或周身关节呈游走性疼痛。

风中经络——面部麻木不仁，口眼㖞斜，甚则流涎，肢体麻木，但无神志症状。

破伤风——外伤后身体强直，口噤不能开，腰脊反折，四肢抽搐。

麻风——须眉脱落，鼻柱崩坏，皮肤损伤，肢体伤残。

风水——水肿猝发于颜面、眼睑，然后遍及全身。

【分析】 风邪侵袭体表时，使腠理疏松，营卫不和，故见伤风证。若风邪游行于肌肤、腠理之间，则引起皮肤瘙痒或瘾疹等风疹；如果风邪外中络脉，损伤筋膜，则见局部麻木、拘急、口眼㖞斜，重者强直、口噤、震颤、蠕动、抽搐、角弓反张等症皆可发生，此即风邪主动的临床体现。若风邪夹寒湿痹阻经络、留滞关节，因风邪善行而数变，则表现为以游走性疼痛为主症的行痹；若风邪与水邪相搏，则水肿猝发于颜面、眼睑，然后遍及全身而成风水证，此亦风性升散、善行数变之故。

（二）寒淫证候

【歌诀】

寒淫证候寒象生，伤寒中寒寒痹撑，

寒痹关节痛剧烈，中寒吐泻脘腹痛。

【概念】 外感寒邪引起的证候统称为寒淫证候，亦称为外寒证。

【要点】 确定本证的基本依据是恶寒肢冷、局部冷痛而喜暖、苔白滑。实寒证寒从外入，起病突然，恶寒而得温不解，疼痛较剧，脉紧有力；虚寒证阳气衰弱，寒从内生，起病徐缓，畏寒而得温可解，疼痛较轻，脉弱无力。

【表现】 伤寒——恶寒发热，无汗，头身痛，喘咳，苔薄白，脉浮紧。

寒痹——关节疼痛剧烈，得热则舒，遇寒加重，痛处较为固定。

中寒——上吐清水，下则肠鸣泄泻，脘腹疼痛。

【分析】 若寒邪束表，则腠理致密，卫气内郁而不能外达肌肤，故见恶寒发热，无汗，头身痛，喘咳，苔薄白，脉浮紧；寒性凝滞，经络气血不通，则见寒痹；寒邪直中于里，则为中寒。

（三）暑淫证候

【歌诀】

> 暑淫证候夏季见，阳热内盛津气耗，
>
> 中暑深入心肝脏，惊厥昏迷乏力极。

【概念】 外感暑邪引起的证候统称为暑淫证候，简称暑证。

【要点】 临床上诊断暑证，要抓住三点。

一是时当夏季，气候炎热。

二是见阳热内盛的表现。

三是见津气耗伤的症状。

【表现】 伤暑——恶热，汗出，口渴，疲乏，尿黄，舌红，苔白或黄，脉虚数。

中暑——身热，汗出不止，大渴，头痛，呼吸气急，心烦，呈极度乏力状态，面垢，甚至昏迷，惊厥。

【分析】 暑性炎热，暑性升散，暑淫之轻者为伤暑；暑邪深入心肝两脏，扰神动风，则见中暑。

（四）湿淫证候

【歌诀】

> 伤湿胸闷全身重，体倦不渴尿清长，
>
> 冒湿主要首如裹，遍体不舒四肢怠。

【概念】 外感湿邪引起的病证统称为湿淫证候，亦称为外湿证。

【要点】 以局部或全身重困、痞闷、分泌物及排泄物增多而秽浊、舌苔厚腻为辨证要点。

【表现】 伤湿——头胀痛，胸闷，身重痛，体倦，口不渴，小便清长，舌苔白滑，脉濡缓。

冒湿——首如裹，遍体不舒，四肢懈怠，脉来濡弱。

【分析】 湿性重着，若湿邪停留肌肤则见伤湿；若湿邪上犯则见冒湿。

（五）燥淫证候

【歌诀】

> 燥淫证候秋季燥，口鼻咽喉肌肤燥，
>
> 干咳无痰燥伤肺，轻微表证小便少。

【概念】 外感燥邪引起的证候统称为燥淫证候，亦称为外燥证。

【要点】 外燥证多见于秋季，以口鼻、咽喉、肌肤干燥，干咳无痰或痰少而黏、难于咳出，以及轻微表证为辨证要点。

【表现】 常见口唇、鼻孔、咽喉干燥，皮肤干燥甚至皲裂，毛发干枯，干咳无痰，或痰少而黏，不易咳出，或痰中带血，气喘胸痛，口渴多饮，小便短少，大便干结，或恶风发热，头身酸痛，咽喉不利，舌苔干燥，脉浮细。

【分析】 燥邪性质干燥枯涩，从外而入，最易耗损肌肤、孔窍、津液，故见干燥症状。燥邪犯肺，肺失宣降，则见干咳无痰，或痰少而黏，不易咳出，或痰中带血，气喘胸痛等症。

（六）火（热）淫证候

【歌诀】

> 火淫壮热面赤渴，尿黄便秘并失眠，
> 狂躁出血谵语昏，红肿热痛化脓温。

【概念】 凡外感火（热）邪所致的病证统称为火（热）淫证候。

【要点】 本证以壮热恶热、面赤渴饮、狂躁出血、局部红肿热痛并化脓、舌红绛等为辨证的着眼点。

【表现】 发热恶热，面红目赤，头目胀痛，渴喜冷饮，尿短黄热，便秘，或暴吐暴泻，心烦失眠，或狂乱妄动，神昏谵语，强直抽搐，或各种急性出血及斑疹，或局部红肿热痛而化脓成疮疡，舌红绛，苔黄燥或灰黑起芒刺，脉滑数有力。

【分析】 火为阳邪，其性燔灼，故见发热恶热，尿热，或局部红肿热痛，舌红绛，苔黄燥或灰黑起芒刺。火性炎上，故面红目赤，头目胀痛；若火热上扰心神，则心烦失眠，重者狂乱妄动，神昏谵语。火热易于伤津劫液，故渴喜冷饮，尿短黄热，便秘。火性急迫，故见暴吐暴泻；迫血妄行，引起脉滑数、斑疹和各种急性出血症。热极生风证，可见肢体强直，手足抽搐，甚至角弓反张。火邪壅滞局部气血，腐败血肉成脓，则发为痈疽疮疡。

二、疫疠辨证

【歌诀】

烈性传染病疫疠，燥热疫和湿热疫，
症状相似发病急，病情重笃传变快。
大热大渴头如劈，咽痛喉烂发斑衄，
腹痛吐泻猝发黄，神昏谵语积粉苔。

【概念】 疫疠是中医对急性、烈性传染病的总称。

【要点】 疫疠辨证以传染性强、症状相似、发病急、病情重、传变快为要领。

【特点】

（1）传染性强，流行面广，一旦流行，疫区内无论老幼男女，触之即病。

（2）发病急骤，病情危笃，传变迅速。

（3）疠气多从口鼻而入，各种疠气在脏腑经络的定位有其特异性，因此，同一种疫疠的症状相似。

（4）疠气的形成和疫疠的流行需要一定的自然、社会条件，如气候反常、洪水泛滥、战乱频频、生活贫困、环境卫生极差等。

【表现】　疫疠可分为燥热疫和湿热疫两大类。

燥热疫：大热大渴，头痛如劈，两目昏瞀，或狂躁谵妄，咽痛喉烂，骨节烦疼，腰如被杖，或吐衄发斑，或绞肠痛绝，或抽搐强直，或猝然仆地不省人事，舌绛苔焦或生芒刺，脉浮大数或沉数等。

湿热疫：憎寒发热，嗣后但热不寒，午后热甚，头痛身痛，或腹痛吐泻，或猝发黄疸，或神昏谵语，或痰喘肿胀，舌质红绛，苔浊腻或白厚如积粉，脉濡数等。

第二节　情志内伤辨证

【歌诀】

情志内伤要点四，症随情绪波动密，
精神失调症突出，情志主伤心脾肝。
怒则气上喜气缓，悲忧气消闷不乐，
恐则气下惊气乱，思则气结反应迟。

【概念】　情志内伤，是指情感、思维等精神活动过分突然、强烈或持久，超过了个体心理、生理所能承受的限度，从而引起脏腑气血失调而发病。情志内伤辨证，就是通过辨证以确定患者情志内伤的具体病因和病机。

【要点】　情志内伤辨证的要点有四。

一是通过问诊可了解到患者此次发病与某种情志过激的内在联系，或性格孤僻、内向，或夙有其他心理缺陷等病史。

二是临床表现中有精神失调的症状、体征。

三是其症状复杂多样，且往往随患者的情绪波动而发生变化。

四是情志过激主要伤及心、肝、脾三脏，因此，以这三脏的临床表现为主。

【表现】 不同情志的过激引起不同的病机和证候。

（1）怒则气上 可见眩晕耳鸣，头目胀痛，面红目赤，烦躁失眠，或吐血衄血，甚则昏仆、中风。同时，肝气亢盛乘克脾胃，可见胁下、脘腹胀痛或窜痛，呕恶食少，泄泻不爽等。

（2）喜则气缓 可见注意力不能集中，反应迟钝，心悸易惊，失眠多梦，甚则哭笑无常或大笑不止，语无伦次，狂乱妄动。

（3）悲（忧）则气消 干咳少痰，气短咽干，神疲乏力，闷闷不乐，吁叹饮泣，面白无华，甚则咯血或痰中带血，胸痛，消瘦。

（4）恐则气下 可见滑精，早泄，月经不调，滑胎，白浊，遗尿，腰膝酸软，精神不振，健忘，重则昏厥，二便失禁。

（5）惊则气乱 可见惊悸，怔忡，胆怯，失眠惊叫，情绪波动，健忘失眠，甚则思维紊乱，痴呆，癫狂，或突然晕厥。

（6）思则气结 可见反应迟钝、表情淡漠、神思恍惚、食少纳呆、胸闷嗳气、脘痞腹胀、二便不畅等。

第三节　劳伤辨证

【歌诀】

劳逸失度谓劳伤，劳力劳神并房劳，

劳力多见脾肺虚，神疲懒言体倦虚。

劳神多为心脾虚，心悸健忘食少居，

房劳过度伤肾脏，腰膝酸软疼痛忘，

齿摇发脱夜尿频，阳痿早泄胎不孕。

过逸少动并虚实，气血可虚也可滞。

【概念】 所谓劳伤，是劳逸失度而伤人致病的简略语。劳伤辨证，就是通过辨证以确定患者劳伤的具体病因。

【要点】 辨证时应抓住以下三点：有过劳或过逸的经历；起病缓慢而症状逐渐显现；不同劳伤的病因病机、证候重点不同，如劳力过度导致脾肺气虚及筋骨损伤的证候，劳神过度导致心血不足和脾失健运的证候，房劳过度导致肾虚证候，而过逸少动则导致气血虚弱及气血瘀滞的证候。

【表现】 劳伤致病的临床表现按其具体病因分述于下。

（1）劳力过度　常表现为两种证型。

一是脾肺气虚津亏证，可见汗多口干，气短乏力，嗜睡体倦，神疲懒言，食欲不振，小便短黄等。

二是筋骨损伤证，可见局部或全身酸软、胀痛、不适，多发生于腰背、四肢关节等用力部位，常伴有轻度压痛、活动受限等症状。

（2）劳神过度　可见头晕眼花、视力下降、心悸健忘、神思恍惚、心烦失眠、食少纳呆、脘痞嗳气、腹胀矢气、排便困难或便溏等症状。

（3）房劳过度　可见腰膝酸软疼痛、眩晕耳鸣、神疲健忘、齿摇发脱、尿频夜尿、或尿后余沥不尽、白浊、性欲下降、或遗精滑精、阳痿早泄、或月经不调、滑胎不孕等症状。

（4）过逸少动　可导致虚、实两种病理变化。

脾胃功能减退，气血渐弱，可见头昏心悸，身倦乏力，动则汗出、气喘，食少纳呆，面白少华，日渐消瘦，易感冒，舌淡或瘦，脉细无力。

气血运行迟缓，渐至气滞血瘀，痰湿内停，经络痹阻，可见胸闷腹胀，二便不利，四肢胀痛、麻木、酸软，关节肿胀而活动不便，形体肥胖或沉重，易发眩晕、心痛、中风等病。

第四节　食积辨证

【歌诀】

食滞胃脘见胀痛，嗳腐吞酸饮食呆，

甚至厌食舌苔垢，脉滑有力暴饮食。

食滞肠道脐腹胀，矢气频传并肠鸣，

大便不爽糊状泄，臭秽粪便如败卵。

【概念】 暴饮暴食、过食肥甘厚味或酗酒，以致饮食停滞于胃肠道而不能及时运化，遂形成食积证。食积辨证，就是通过辨证以确定食积病因及病位。

【要点】 诊断食积，以脘腹胀满或痛、嗳腐吞酸、纳呆厌食、舌苔垢腻、脉滑有力为基本依据。

【表现】 食滞于胃脘：胃脘胀满或作痛，嗳腐吞酸，纳呆厌食，恶心或吐出酸腐不化的食物，舌苔厚腻浊垢，脉滑有力。

食滞于肠道：脐腹胀满作痛，肠鸣而矢气频传，大便不爽，泄出糊状、水样粪便而臭如败卵，或便秘，苔微黄而根厚腻，脉沉滑。

第五节　虫积辨证

【歌诀】

虫积肠胃腑气乱，脐周腹痛触虫团，
吐虫便虫嗜异物，睡中齘齿面虫斑。
营养不良色萎黄，消瘦头晕唇爪淡。

【概念】 虫积证是指某些寄生虫侵入人体发育繁殖，耗损营血，阻碍气机所表现的一类证候。其中，肠道寄生虫，特别是蛔虫引起的病证比较常见。虫积辨证，就是通过辨证以确定寄生虫种类和虫积性质。

【要点】 虫积辨证的着眼点：一是腹痛时作时止，吐虫便虫，或触及虫团；二是面黄肌瘦等营养不良的表现；三是大便镜检发现虫卵。

【表现】 虫积肠胃，腑气紊乱——脐周腹痛，时作时止，腹部可触及条索状虫团，胃脘嘈杂，大便失调，或吐虫便虫，或嗜食异物，或睡中龂齿，或面目出现虫斑，或发"蛔厥"等。

气血暗耗，营养不良——面色萎黄、形体消瘦、神疲乏力、头晕心悸、唇爪淡白无华、舌淡脉细弱等。

第六节　外伤辨证

【歌诀】

外伤定有外伤史，很快发病多疼痛，

常见青紫和肿胀，严重脱臼骨折血。

【概念】 外伤是对各种外力或外物直接作用于人的形体所造成的组织、器官、脏腑损伤的总称。外伤辨证，就是通过辨证以确定具体的外伤病因、损伤程度和病机。

【要点】 凡外伤一般皆有明显的外伤史，伤后立即或很快发病；受伤处多有疼痛、压痛，活动受限，或见青紫、肿胀，或见伤口、流血；而脱臼、骨折、内出血、脏腑内伤等可借助影像学检查确诊。

【表现】

软组织挫伤——可见受伤局部气滞血瘀所致的疼痛、肿胀、青紫、活动受限、压痛等症。

体表创伤可见浅深不等的伤口、流血、疼痛。

受热毒或湿热侵袭可伴局部红肿热痛、化脓、溃烂而难愈合。

脱臼和骨折——伴局部肿痛、拒按，功能障碍或关节固定。

脏腑及其血管损伤——较轻者局部疼痛、压痛，少量出血，相关脏腑功能轻度障碍，重者可致大出血、呼吸困难、神昏、气脱直至死亡。

至于烧烫伤、冻伤、雷电击伤、溺水等表现各具特点，不一一列举。

第七章 气血津液辨证

气、血、津液是人体维持生命活动所必需的营养物质和动力，因此，它们的不足和运行、输布的失常，是人体患病的基本病机的重要组成部分。中医诊病时，运用气血津液理论，去辨别、分析、判断、综合病人的病情资料，从而确定其气、血、津液的具体病机、证型的思维过程和辨证方法，就是气血津液辨证。

气血津液辨证既是八纲辨证在气、血、津液不同层面的深化和具体化，也是对病因辨证的不可缺少的补充。病因辨证重在确定病因、病邪，而气血津液辨证重在诊察患者体内生命物质的盈亏及其功能状态。同时，气、血、津液总是同脏腑的功能活动联系在一起的，因此，学习气血津液辨证的内容应与相关脏腑的功能失调结合起来，并同下章"脏腑辨证"的内容相互参照。

第一节 气病辨证

一、气虚证

【歌诀】

气虚活动症剧添，疲倦乏力头晕眩，
少气懒言或自汗，舌淡脉虚无力宣。

【概念】 人体之气不足导致气的基本功能减退的虚弱证候。

【要点】 以神疲乏力、气短息弱、声低懒言、动则加重为辨证要点。

【表现】 神疲乏力，气短息弱，声低懒言，或面白少华，头晕，自汗，易感冒，活动后诸症加重，舌淡嫩，脉虚弱。

【分析】 元气亏虚，神形失养，故神疲乏力；宗气不足，故气短懒言，声低息弱；气虚则推动无力，清阳不升，头脑、颜面气血不充，故面白头晕；卫气弱则卫外失固，腠理疏松，故自汗而易感冒；劳则气耗，精气更虚，故活动后诸症加重；气虚则血行乏力，故脉虚弱；舌络不充盈，故舌淡嫩。

二、气陷证

【歌诀】

　　气陷气虚失升举，倦怠少气头目昏，

　　脏器下垂腹胀坠，舌淡脉弱小便频。

【概念】 因气虚而升举乏力、清阳下陷所表现的虚弱证候。气陷证多由气虚证发展而来。

【要点】 以腰腹气坠感、久泻久痢不止及脏器下垂，加上气虚证的一般表现为辨证的着眼点。

【表现】 腰腹气坠感，久泻久痢不止，便意频频，白浊带下，或胃、肾下垂，脱肛，阴挺，头晕眼花，面色㿠白，耳鸣，气短不能接续，及气虚证的其他表现。

【分析】 气虚下陷，则清阳之气不能上达，头面诸窍失养，故头晕眼花，面白耳鸣；气机下陷，当升者反降，故腰腹气坠感，久泻久痢，便意频频，气短不能接续；下焦气陷，肾精下泄，可见白浊及白带过多；脾气虚则升举乏力，脏器下移，故胃、肾、直肠、子宫下垂。

三、气虚不固证

【歌诀】

　　气虚不固津血精，自汗尿频余沥清，
　　涎唾涕泪清稀带，滑精早泄经滑胎。

【概念】 因气虚而导致气对精、血、津液的固摄功能减退所表现的虚弱证候。本证多从气虚证发展而来。

【要点】 凡津液、血、精三者之一过度耗泄的症状，如汗多、二便失摄、慢性出血、滑精、滑胎之类，再加上一般气虚的表现，便是诊断本证的主要凭据。

【表现】 自汗不止，尿频清长，尿后余沥不尽，遗尿，二便失禁，涎、唾、涕、泪清稀量多；各种慢性出血症；滑精早泄，月经、白带过多，滑胎；气虚证的一般表现。

【分析】 气虚不能固摄津液，津液外泄于腠理，则自汗不止；气化无力，津液失固于前阴，则尿频清长，尿后余沥不尽，遗尿，二便失禁；津液失摄于眼、鼻、口舌，则泪、涕、涎、唾过多而清稀。气虚不能统摄血行，则血溢脉外，而见多种慢性失血症。气虚不能固藏肾精，则肾精过度耗泄，男子可见滑精早泄，女子可见月经、白带过多或滑胎。本证由气虚证发展而来，因此兼有一般气虚的表现。

四、气脱证

【歌诀】

> 气脱证见命垂危，神情淡漠或昏愦，
>
> 呼吸微弱大汗出，面色苍白脉微绝。

【概念】 元气衰极而气欲外脱的危急证候。气脱乃全身功能极度衰竭的病理变化，若未能及时抢救，便会气绝而死亡。

【要点】 气脱证出现于疾病晚期或急症的生命垂危阶段，一般以呼吸、脉搏的极度微弱、神识昏愦、二便失禁、脉微欲绝等作为辨证的基本点。

【表现】 呼吸微弱而不规则、神情淡漠或昏愦无知、大汗不止、口开目合、手撒身软、二便失禁、面色苍白、脉微欲绝等。

【分析】 肺主气司呼吸，肺气衰竭，则呼吸微弱而不规则；心主血脉、主神明，其华在面，在液为汗，心气衰极，则脉微欲绝，神情异常，面色苍白，大汗不止；脾主肌肉、四肢，开窍于口，肝藏血主筋，开窍于目，二脏共司肢体运动，今脾、肝脏气衰竭，故口开目合，手撒身软；肾藏精，开窍于二阴而司二便，肾气衰弱，则二便失禁。

五、气滞证

【歌诀】

> 气滞气机阻滞证，运行不畅闷胀痛，

胀痛部位不固定，时作时止时轻重。

【概念】 人体某一脏腑，某一部位气机阻滞，运行不畅所表现的证候。

【要点】 闷胀疼痛；同时，其症状时发时止，时轻时重，部位不定，常因情志不舒而诱发或加重，因情志舒畅或太息、嗳气或矢气而减轻。

【表现】 闷胀疼痛由于气滞部位不同，故表现各异。

肺气壅滞——胸满而闷痛，咳嗽喘促。

肝气壅滞——胁肋胀痛，或胸胁窜痛，以及乳房作胀，随情绪变化而增减。

胃脘气滞——胃脘胀痛，嗳气频作。

肠道气滞——腹胀，走窜疼痛，矢气则舒，或便秘，里急后重。

【分析】 气滞乃无形之气机阻滞，不通则痛，故主要表现为胀满、痞闷、胀痛等症状，而且走窜不定，按之亦无形可征。当太息、嗳气、矢气或情志舒畅时，气机暂通，故症状缓解；当情志不舒时，气机郁滞加重，则发病或病情加剧。

六、气逆证

【歌诀】

> 气逆泛指气上逆，升发太过气上冲，
> 胃逆呃逆嗳呕吐，肺逆咳嗽喘息生。
> 肝逆呕吐厥晕痛，肾不纳气亦包容。

【概念】 人体的气机升降运动发生障碍，气应降而不降，反而上逆的病证。

【要点】 病位在肺、胃、肝。以咳、喘、呕、呃、眩、厥为特征。

【表现】 肺气上逆——咳嗽喘息。

胃气上逆——呃逆，嗳气，恶心，呕吐。

肝气上逆——头痛眩晕，昏厥，甚或呕血。

【分析】 肺司呼吸主宣降，邪气犯肺，则肺失宣降而肺气上逆，则见咳嗽、气喘、咳痰等症。胃主纳化而以通降为顺，邪阻胃脘，胃失和降而胃气上逆，则见恶心、呕吐、嗳气、呃逆。肝主升发、条达，若郁怒伤肝，或肝火内盛，可致肝气升发太过，气血上冲，而见头目胀痛、眩晕耳鸣、面红目赤、吐血衄血及晕厥等症。

七、气闭证

【歌诀】

> 发病突然气闭证，突然昏仆或窒息，
>
> 绞痛肢冷二便闭，心脑肺肾管窍闭。

【概念】 人体某些脏腑及其管窍的气机闭塞不通所引起的危急证候。

【要点】 发病突然，常以突然昏仆、窒息、绞痛、肢冷、二便不通为主症，病程较短，病情重笃而危急。

【表现】 突然昏仆或神昏，喘急窒息，头、胸、腰、腹等处剧痛或绞痛，四肢厥冷，胸闷腹胀，二便不通，舌暗苔厚，脉沉实或涩、伏。

【分析】 心、脑络脉、窍道被邪气侵入，则神明受蒙蔽，故突然昏仆或神昏；肺气闭塞，息道不通，故喘急窒息；经络或管腔被有形之邪完全堵塞，气血不通，故发生剧痛、绞痛，脉沉实或涩；阴阳格拒，气机不相顺接，则四肢厥冷而脉伏；脏腑气闭，则传导、气化不行，故胸闷腹胀，二便不通；舌暗苔厚亦为实邪内阻之象。

第二节　血病辨证

一、血虚证

【歌诀】

　　血虚肢麻心悸梦，面目萎黄头昏蒙，

　　经闭愆期或量少，唇舌淡白脉细松。

【概念】　是指血液不足，对脏腑、组织、器官、经脉的滋养濡润作用减退的虚弱证候。

【要点】　面唇淡白或萎黄，头晕眼花，心悸失眠，舌淡脉细。

【表现】　面白无华或萎黄，口唇爪甲淡白不荣，头晕眼花，心悸失眠，手足发麻，妇女经血量少色淡，衍期甚或闭经，舌淡苔白，脉细无力。

【分析】　血液亏虚，不能上荣头、面、目、唇、舌，故面白无华或萎黄，唇睑舌淡，头晕眼花；心主血脉而藏神，肝藏血而主魂，血虚则心肝失养，神魂不宁，故心悸失眠，脉细无力；肌肤、筋脉、爪甲需要血的濡养以维持其正常功能，血虚失荣，故手足发麻，爪淡无华；妇女以血为用，血虚则冲任不充，故月经愆期、量少、色淡，甚至闭经。

二、血瘀证

【歌诀】

> 局部肿胀症积硬，固定拒按针刺痛，
>
> 唇舌青紫瘀斑点，脉搏细涩结代停。

【概念】 脉管内血液运行迟滞，或血溢脉外而停蓄体内所引起的证候。

【要点】 血瘀证起病较缓，病程较长，常以局部刺痛拒按、肿块质硬及面、唇、舌的色泽改变等为辨证着眼点。

【表现】

（1）疼痛 痛如针刺或刀割；疼痛部位固定不移；夜间疼痛明显；压痛拒按。

（2）肿块 瘀血在体表则形成青紫色；瘀血在腹腔内部可触及坚硬有形的块状物。

（3）反复出血 瘀血引起的出血是出出停停，反复不已。

（4）紫绀 唇舌爪甲紫暗；也可见面色黧黑，皮肤粗糙如鳞甲。

（5）脉涩。

【分析】 瘀血无论在脉内或脉外，都可导致局部气机不通则痛，而刺痛不移、拒按、夜重，正是瘀血作为有形阴邪致痛的特征。血瘀凝聚不散，日久渐积而成肿块，且与周围组织粘连，故其质地坚硬而触之有形，推之不移。

瘀血初则色转暗红、紫红，久则变为青紫、紫黑色，故血瘀证可在病变局部或全身呈现不同程度的青、紫、黑等病色。瘀血阻滞脉道，可迫使后来之血旁流而渗溢脉外，导致各部出血症及出现瘀点瘀斑。血瘀于浅表络脉，可见皮肤青筋、血缕及舌下络脉粗胀青紫；血瘀于冲任、胞宫，可见痛经、经闭。若经络之血瘀滞日久，其所分布区域的肌肤长期得不到血液的充足润养，则见肌肤甲错。脉细涩、结代，亦为血行受阻之象。

三、血热证

【歌诀】

　　血热身热夜热盛，诸般失血热迫攻，

　　烦躁口干不欲饮，脉搏细数舌绛红。

【概念】　热（火）邪侵入血分而迫血妄行所表现的证候。

【要点】　血热证以出血势急、量多而色鲜红，或疮疡红肿热痛，伴烦躁、狂乱、舌红绛、脉数有力等为辨证要点。

【表现】　咳血、吐血、鼻衄、齿衄、尿血、便血、肌衄、月经过多、崩漏等急性出血症，血色鲜红质稠，身热夜甚，面红目赤，口干而饮水不多，尿短黄，或烦躁狂乱，神昏谵语，或皮疹紫红密集，或疮疡红肿热痛，舌红绛，脉滑数或弦数。

【分析】　热为阳邪而性急速，热入血分，迫血妄行，血溢脉外，故见各种急性出血症，血色鲜红，脉滑数；热性燔灼、升散，导致体表络脉充盈，故身热，面红目赤，皮疹紫红密集，舌红绛；热入血分则气分热反转轻，故发热夜甚于昼，口虽干而饮水不多；热盛必伤阴液，故尿短黄；心主脉藏神，肝藏血主魂，热入血分易扰乱神魂，故烦躁狂乱，神昏谵语，脉弦数；火热之邪壅聚于局部组织，腐败血肉，则局部红肿热痛而生疮疡。

四、血寒证

【歌诀】

血寒证见局冷痛，月经愆期经色暗，

得温则减遇寒剧，舌质淡紫苔白滑。

【概念】 寒邪客于血脉，凝滞气机，血行不畅所表现的证候。

【要点】 以局部冷痛、剧痛或肿胀、青紫，得温则减，舌淡紫苔白滑，脉沉迟或弦涩等为辨证要点。

【表现】 手足、颜面、耳垂等处冷痛、麻木、肿胀、青紫甚至溃烂，或关节、巅顶、胸、腹等处冷痛、拘急或剧痛难忍，或痛经而小腹剧痛冷痛，得温则减，遇寒加重，月经愆期，经色紫暗夹血块，恶寒肢凉，面唇青紫，舌淡紫苔白滑，脉沉迟或弦涩。

【分析】 寒邪从体表、末梢处侵入，络脉气机阻滞，肌肤津血凝聚，故手足、颜面、耳垂等处冷痛、麻木、肿胀、青紫，重者组织失养而溃烂；寒邪深入经脉、脏腑，使筋脉挛缩，气血凝滞不通，故受寒之关节、巅顶、胸腹等处可见冷痛、拘急或剧痛难忍；寒邪侵入胞宫，冲任二脉气血凝滞，则月经愆期或痛经，经色紫暗夹血块；得温痛减，遇寒加重，恶寒肢凉，面唇青紫，舌淡紫苔白滑，脉沉迟或弦涩等，俱为寒盛伤阳、气血凝滞之象。

第三节　津液病辨证

一、津液亏虚证

【歌诀】

津液不足体失养，皮肤干燥毛不荣，

便秘尿少脉细数，唇焦舌燥干渴生。

【概念】　由于津液亏少，全身或某些脏腑组织器官失其濡润滋养而表现的证候。属内燥证。

【要点】　以各种干燥的症状为辨证要点。

【表现】　皮肤干枯瘙痒，毛发枯槁。烦渴，消渴。双目干涩，口腔、鼻、咽干燥，唇燥裂。小便短少，大便秘结，苔干，脉细。

【分析】　津液缺乏，不能濡润头面官窍，则口腔、鼻、咽干燥，唇燥裂，毛发枯槁，小便短少，大便秘结，苔干。脏腑津液不足，则烦渴，消渴。

二、津液内停证

津液的输布、排泄障碍，就会导致津液内停而变生痰、饮、水、湿等病理产物，进而形成痰证、饮证、水证。下面具体介绍痰、饮、水三证。

（一）痰证

【歌诀】

> 风痰痰生动肝风，㖞僻舌强眩晕朦，
> 舌苔白腻脉弦滑，突然昏仆喉痰鸣。
> 热痰痰热互结证，痰黄黏稠咽肿痛，
> 舌红苔黄脉滑数，发热咳嗽便秘红。
> 寒痰畏寒四肢冷，咳嗽喘促痰稀清，
> 舌淡苔白脉沉迟，大便溏薄小便清。
> 燥痰干咳身胸痛，痰少难咳或带红，
> 舌红苔少脉细数，鼻咽干燥烦渴生。
> 湿痰胸脘满闷撑，咳嗽呕恶痰多涌，
> 舌淡白腻脉濡缓，纳呆身重困倦增。

【概念】 由痰邪引起的证候统称痰证。

【要点】 有形之痰，有物可见、有声可听或有形可触；无形之痰，则可据上述特定症状，加上苔腻脉滑，推断而定。

【表现】 从痰的特征而言可分为以下几种。

风痰——喉中痰鸣。

寒痰——咳吐稀白痰。

热痰——咳吐黄稠痰。

湿痰——痰多易出。

燥痰——痰少而黏或痰中带血。

从痰所停的部位而言分为以下几种。

肺——咳喘咳痰，痰质黏稠，喉中痰鸣，胸闷。

胃——呕吐痰涎，脘痞眩晕。

心——心悸失眠，神识迷蒙或昏仆，癫，狂，痫，痴，舌强言謇。

咽喉——梅核气。

经络、肌肤、关节——痰核，瘿瘤，瘰疬，乳癖，关节肿痛而屈伸不利。

肢体麻木，半身不遂；并见苔腻，脉滑。

【分析】 痰阻于肺，宣降失司，肺气上逆，则咳喘咳痰，痰质黏稠，喉中痰鸣；痰停胃脘，胃气逆滞，则胸闷脘痞，呕吐痰涎；痰浊凝结于经络、肌肤、关节，可见痰核、瘿瘤、瘰疬、乳癖及关节肿痛而屈伸不利；痰为阴邪，上犯清阳，则眩晕头重；风痰阻络，则肢麻偏瘫，舌强言謇；无形之痰留聚于心、脑，蒙蔽、扰乱神明，可致失眠心悸，神识迷蒙或昏仆，癫，狂，痫，痴；痰、气郁结于咽喉，可致梅核气；苔腻、脉滑，为痰邪内停之征。

（二）饮证

【歌诀】

> 痰饮脘痞腹胀生，大便泄泻肠鸣称，
> 呕吐涎水伴清稀，胃脘振水音嬉戏。
> 悬饮水留胁痞撑，胸胁饱满胀痛生，
> 呼吸咳唾引胁痛，舌苔白滑脉沉弦。
> 溢饮水溢尿不利，肢体疼痛沉重疲。
> 支饮胸脘痰白清，咳逆倚息难卧平。
> 或伴哮鸣胸膈闷，张口抬肩喘不停。

【概念】 饮邪引起的证候均称为饮证。

【要点】 饮证以咳痰清稀量多、呕吐清涎、胃脘振水音和肠鸣音、胸胁积水征及舌淡、苔滑、脉弦等为辨证依据。

【表现】 见表7-1。

表 7-1　四饮的临床表现

四饮	临床表现
痰饮	呕吐清稀涎水,脘痞腹胀,胃脘振水音,肠鸣辘辘,大便泄泻
支饮	咳嗽痰白、量多而清稀,气喘息涌,张口抬肩,不能平卧,胸膈胀闷,背心恶寒,或伴哮鸣
悬饮	胸胁饱满胀痛,按之有波动感,咳唾、转侧则痛剧
溢饮	肢体疼痛沉重而肿,小便不利

【分析】 饮留胃肠,上逆于胃则呕吐清涎,阻滞腑气则脘痞腹胀,水饮停蓄、流动于胃、肠之间,则可闻及振水音和肠鸣音,饮邪下趋则泄泻。寒饮停肺,阻塞息道,肺气上逆,则见咳嗽哮喘,痰多而清稀,背心恶寒,胸膈胀闷,张口抬肩,不能平卧。有形饮邪停聚胸腔,故胸胁饱满胀痛,按之有波动感,活动则气滞加重而痛剧。饮邪溢于肢体,则肢体疼痛沉重而肿。

(三) 水证

【歌诀】

　　　　水证肌肤全身肿,小便不利脉濡缓,

　　　　头面先肿是阳水,足胫先肿阴水现。

【概念】 水液停聚体内,引起头面、肌肤、四肢、胸腹或全身水肿者，为水肿。

【要点】 以全身或局部水肿，尤其是颜、睑、足胫水肿，按之肌肤凹陷而不起，小便不利，或有腹水为辨证着眼点。

【表现】 水肿，按之肌肤凹陷而不能即起，小便短少，或腹部胀大，按之有波动感如水囊，叩之音浊，舌胖苔润，脉濡缓。若水肿先见于眼睑、颜面，迅速遍及全身肌肤，伴发热恶风，头痛身疼，咽喉不利或肿痛，咳嗽，小便黄赤，舌暗苔腻，脉浮数，为阳水；若水肿先见于足胫、下肢，逐渐发展至全身，伴脘痞腹胀，恶心呕吐，食少纳呆，神疲乏力，畏寒肢冷，或伴气喘不能平卧，眩晕心悸，大便溏薄，舌淡苔白滑，脉沉细，为阴水。

【分析】 水邪内停，泛溢肌肤，则局部或全身水肿；水为有形之邪，充溢于肌肤腠理而使其失去弹性，故按之凹陷而不起；津液渗溢肌肤则下注量少，故小便短少；水邪蓄积于腹腔，故腹部胀大，按之如水囊，叩之音浊；舌胖脉濡，乃水湿内停之征。阳水乃风邪（多为风热）侵犯肺卫，故见发热恶风、头痛身疼、咽喉不利、脉浮数等表证之象；风性轻扬、升散，善行数变，风水相搏，故水肿先见于头面，迅速遍及全身。阴水多因脾肾阳气内伤，气化失司，水湿渐积而成，故水肿先见于下肢，逐渐发展至全身；脾失运化，则食少纳呆，脘痞腹胀，大便溏薄；水邪阻肺，则喘不得卧；水邪凌心，则眩晕心悸；水邪犯胃，则恶心呕吐；阳气虚衰而水湿停聚，故神疲乏力，畏寒肢冷，舌淡胖苔白滑，脉沉缓。

阳水、阴水鉴别见表 7-2。

表 7-2　阳水、阴水鉴别

鉴别点	阳　水	阴　水
病性	多为实证、热证、表证	多为虚证、寒证、里证
病因	外感风邪或水湿浸淫	病久正虚，劳倦内伤，房事不节
辨证要点	发病急，来势猛，水肿先见眼睑、头面，上半身肿甚	发病缓，来势徐，水肿先从足部开始，腰以下肿甚
病机	肺失宣降，三焦壅滞	脾虚、肾虚
兼症	兼表证或热证	兼虚证、寒证
治法	发汗行水	温阳利水

第四节　气、血同病辨证

一、气血两虚证

【歌诀】

　　气血两虚证复合，面色淡白气短乏，

　　失眠健忘唇爪淡，舌淡苔白脉细弱。

【概念】　气虚证和血虚证同时存在的复合证候。

【要点】　气虚证和血虚证的表现共见。

【表现】　面色淡白无华或萎黄，气短懒言，眩晕心悸，神疲乏力，失眠健忘，唇爪色淡，或食少无味，形体消瘦，或手足麻木，肢体酸困，舌淡苔薄白，脉细弱。

【分析】　气血亏虚，不能上荣于头面，则面色淡白或萎黄，眩晕舌淡；气虚则形神失养，故神疲乏力，气短懒言；心主血藏神，血虚则心脏失养、神明失守，故心悸健忘，失眠多梦；脾气虚弱，运化失职，则食少乏味，形体消瘦；气血不足，肌肤失养，脉道不充，故手足麻木，肢体酸困，唇爪色淡，脉细弱。

二、气虚血瘀证

【歌诀】

> 气虚血瘀虚致瘀，气虚诸症便相需，
> 血瘀青紫刺痛块，舌紫瘀斑脉细涩。

【概念】 气虚运血无力导致血液瘀滞于体内所产生的证候。

【要点】 气虚证和血瘀证的表现共见。

【表现】 面色淡白无华或晦滞青灰，神疲乏力，气短懒言，食少纳呆，或局部青紫、肿胀、刺痛不移而拒按，或肢体瘫痪、麻木，或可触及肿块而质硬，舌淡紫或有瘀点瘀斑，脉细涩。

【分析】 气虚不荣于面，则面色淡白无华，舌淡；元气不足则脏腑功能减退，故神疲乏力，气短懒言，食少纳呆，脉细无力。血瘀则络脉过度瘀滞充盈，故面色晦暗青灰，舌紫或有瘀点瘀斑，或局部青紫、肿胀；瘀血内阻，经络不通，则局部刺痛不移而拒按，脉涩；血瘀日久，结聚日深，则逐渐形成肿块而质硬。

三、气不摄血证

【歌诀】

> 气不摄血虚为脾，神疲乏力头晕悸，

吐便尿血并崩漏，失血日久脉可芤。

【概念】 气虚摄血无力导致血液溢于脉外的证候。

【要点】 以慢性出血症状和气虚证共见。

【表现】 吐血、便血、尿血、齿衄、肌衄、崩漏等慢性出血，面白无华，气短懒言，神疲乏力，头晕心悸，食少纳呆，腹胀便溏，舌淡嫩苔薄白，脉弱或芤。

【分析】 元气虚则生命机能衰减，表现为气短懒言，神疲乏力；气虚则行血无力，络脉不充，心脑失养，故头晕心悸，面白无华，舌淡嫩，脉弱；脾气虚而运化失司，则食少纳呆，腹胀便溏；失血日久量多，则可见芤脉。

四、气随血脱证

【歌诀】

气随血脱极重危，出血同时气息微，
冷汗肢厥神淡漠，二便失禁脉绝微。

【概念】 由于大失血而引起气脱的危重证候。

【要点】 大出血的同时，出现气少息微、大汗淋漓、神情淡漠或昏愦等气脱征象。

【表现】 大量出血（如吐血、鼻衄、咯血、便血、崩漏、产后大出血、创伤出血等）的同时，出现面色苍白，气少息微，大汗淋漓，四肢厥冷，神情淡漠或昏愦，二便失禁，舌淡而枯瘦，脉微欲绝或浮数无根。

【分析】 大出血的同时，气亦随之耗逸。而一旦气虚达到某一严重程度时，便可引发气脱证。肺气衰竭，则气少息微；心气衰竭，则面色苍白，大汗淋漓，神情淡漠或昏愦，脉微欲绝；肾气衰竭，则二便失禁；阳气散越大虚，则四肢厥冷，脉浮数无根。

五、气滞血瘀证

【歌诀】

气滞血瘀气滞先，痞满胀痛窜痛连，

刺痛拒按肿块硬，肌肤甲错甚狂眠。

【概念】　由于气机郁滞而导致血行瘀阻的复合证候。

【要点】　气滞证和血瘀证的表现共见。

【表现】　身体局部痞满、胀痛、窜痛，继之出现刺痛、拒按而不移；或肿块坚硬，局部青紫肿胀；或情志抑郁、急躁易怒，健忘失眠，甚则狂乱；或面色晦暗青紫，皮肤青筋暴露或见丝状血缕，肌肤甲错；或妇女乳胀、痛经、闭经、产后恶露不尽，血色紫暗夹血块；舌紫暗或有瘀点瘀斑，脉弦涩或结代。

【分析】　痞满、胀痛、窜痛为气滞证的基本症状；肝气郁滞，则情志抑郁或急躁易怒，乳胀胸闷，舌暗脉弦。刺痛拒按而不移、肿块坚硬、局部青紫肿胀、舌紫暗或有瘀点瘀斑、脉涩或结代，俱属血瘀之征；瘀血扰乱心肝神魂，则健忘失眠，甚则狂乱；瘀血阻滞体表络脉，肌肤失荣，则皮肤青筋暴露或见丝状血缕，面色晦暗青紫，肌肤甲错；妇女气滞血瘀，冲任经脉受阻，则乳胀、痛经、闭经、产后恶露不尽，血色紫暗夹血块。

第八章　脏腑辨证

脏腑辨证，是指在认识脏腑生理功能和病理变化的基础上，将四诊所获得的临床资料进行综合分析，以判断疾病的病因、病机、病位、病性等，从而为临床诊治提供依据的一种辨证方法。简言之，即以脏腑为纲，对疾病进行辨证。

脏腑辨证，包括脏病辨证、腑病辨证、脏腑兼证辨证三个部分，其中脏病辨证是脏腑辨证的主要内容。

第一节　肝与胆病辨证

肝病以肝主疏泄的功能失常、肝不藏血、阴血亏虚、筋脉失养、易动风化火为主要病理变化，故肝病常见症状有精神抑郁或急躁易怒、胸胁少腹胀痛、眩晕、肢体震颤、抽搐、目疾、月经不调、睾丸痛等；胆病以主决断功能失常及胆汁不循常道致黄疸为主要病理变化，故常见症状有口苦、黄疸、惊悸、胆怯等。

肝病常见证候有肝血虚证、肝阴虚证、肝郁气滞证、肝火炽盛证、肝阳上亢证、肝风内动证、寒滞肝脉证、肝胆湿热证。胆病常见证候有胆郁痰扰证。

一、肝血虚证

【歌诀】

> 肝血不足眼昏蒙，头晕面白无华荣，
>
> 舌质淡白脉弦细，胁痛经少或闭经。

【概念】 肝脏血液亏虚所表现的证候。

【成因】 生化之源不足；失血过多；慢性病耗伤肝血。

【要点】 以筋脉、爪甲、目睛失养与血虚见症为辨证要点。

【表现】 眩晕耳鸣，面白无华，视物模糊或夜盲，爪甲不荣；或见肢体麻木，关节拘急不利，手足震颤，肌肉瞤动；妇女月经量少色淡，甚则闭经；舌淡，脉细。

【分析】 肝血不足，不能上荣头面，则眩晕耳鸣，面白无华；目失所养，所以视物模糊或夜盲；肝主筋，血虚筋脉失养，故肢体麻木，爪甲不荣，关节拘急不利；血虚生风而见手足震颤，肌肉瞤动；肝血不足，胞宫空虚，故妇女月经量少色淡，甚则闭经；舌淡，脉细为血虚常见之征。

二、肝阴虚证

【歌诀】

> 肝阴亏虚眼干涩，五心烦热盗汗生，
>
> 舌红少津弦细数，口苦尿黄胁肋痛。

【概念】 肝脏阴液亏虚所表现的证候。

【成因】 阳亢日久或温热病后，耗损阴液，或肾阴亏虚，水不涵木而致肝阴不足。

【要点】 以头目、筋脉、肝络失润与阴虚见症为辨证要点。

【表现】 头晕耳鸣，五心烦热，两目干涩，胁肋隐隐灼痛，或手足蠕动，面部烘热，潮热盗汗，口咽干燥，舌红少津，脉弦细数。

【分析】 肝主筋，开窍于目，肝阴不足，不能上滋头目，则头晕耳鸣，两目干涩，视力减退。络脉失养，虚火内灼则胁肋隐隐灼痛；筋脉失养，虚风内动，故手足蠕动；阴亏津不上承，则口咽干燥，舌红少津；阴虚不能制阳，虚火上炎，故面部烘热或颧红，虚热内蒸则五心烦热、潮热，虚火内灼营阴则为盗汗；舌红少津，脉弦细数，为肝阴不足，虚热内扰之征。

三、肝郁气滞证

【歌诀】

　　　肝郁气滞脉弦硬，失调胸胁乳胀痛，

　　　抑郁寡欢常唉叹，月事不调或聚瘕。

【概念】 由于肝的疏泄功能异常，气机郁滞所表现的证候。

【成因】 情志不遂；或突然遭受精神刺激；或病邪侵扰致肝失疏泄、条达所致。

【要点】 以情志抑郁或易怒、肝经部位胀痛与妇女月经失调为辨证要点。

【表现】 胸胁或少腹胀闷窜痛，情志抑郁或易怒，喜太息，或咽部异物感，或见瘿瘤、瘰疬、乳癖、胁下积块；妇女可见乳房胀痛、月经不调、痛经，甚则闭经，舌淡红苔薄白，脉弦。

【分析】 肝性喜条达恶抑郁，肝郁气滞，气机不畅，经脉不利，故胸胁、乳房或少腹胀闷窜痛，情志抑郁或易怒，喜太息；肝郁气结痰凝，痰随气逆，循经上行，搏结于咽则见梅核气；痰气搏结于局部则为瘿瘤、瘰疬、乳癖；若肝郁日久，气滞血瘀，可见胁下积块；肝气郁滞，气病及血，冲任不调，则见月经不调、痛经，甚则闭经；脉弦为肝病之脉。

四、肝火炽盛证

【歌诀】

> 肝火炽盛目赤红，急躁易怒头昏痛，
>
> 舌红苔黄脉弦数，口苦便秘尿赤癃。

【概念】 肝经气火上逆所表现的证候。

【成因】 多因情志失调，五志化火。

【要点】 一般以肝脉循行部位的头、目、耳、胁所表现的实火炽盛症状为判断依据。

【表现】 头晕或胀痛，面红目赤，耳鸣如潮，或耳内肿痛流脓，胁肋灼痛，口苦咽干，急躁易怒，失眠或噩梦纷纭，便秘尿黄，或吐血衄血，舌红苔黄，脉弦数。

【分析】 肝火炽盛，火性上炎，肝火循经上攻头目，故头晕或胀痛，面红目赤；足少阳胆经入耳中，肝胆互为表里，肝热移胆，循经上冲，则耳鸣如潮，或耳内肿痛流脓；肝火上炎耗津，挟胆热上蒸而见口苦咽干；肝失条达柔顺之性，则急躁易怒，胁肋灼痛；火热内扰，心神不安，故失眠（不寐）或噩梦纷纭；热盛津耗，则便秘尿黄；肝火内盛，灼伤血络，迫血妄行，可见吐血衄血；舌红苔黄，脉弦数，为肝经实火炽盛之征。

五、肝阳上亢证

【歌诀】

> 肝阳上亢易躁怒，头痛眩晕面目红，
>
> 舌红苔黄脉弦数，尿黄便秘咽干痛。

【概念】 水不涵木，肝阳亢于上，肾阴亏于下所表现的证候。

【成因】 多因恼怒伤肝，郁而化火，火热耗伤肝肾之阴；或因房劳所伤、年老肾亏，水不涵木，致使肝肾阳亢阴亏所致。

【要点】 以头晕胀痛、头重脚轻、腰膝酸软为辨证要点。

【表现】 眩晕耳鸣，头目胀痛，面红目赤，失眠多梦，急躁易怒，腰膝酸软，头重脚轻，舌红少津，脉弦有力或弦细数。

【分析】 肝肾之阴不足，阴不制阳，阳亢于上，故眩晕耳鸣，头目胀痛，面红目赤，失眠多梦；肝木失涵，失其柔顺之性，故急躁易怒；肝主筋，肾主骨，腰为肾之府，肝肾阴虚，筋骨失养，则见腰膝酸软；阳亢于上，阴亏于下，上实下虚，故头重脚轻，步履不稳；舌红少津，脉弦有力或弦细数，为阳亢阴亏之征。

肝郁气滞、肝火炽盛、肝阴不足、肝阳上亢四证鉴别见表 8-1。

表 8-1　肝郁气滞、肝火炽盛、肝阴不足、
肝阳上亢四证鉴别

证候	性质	症　状	舌象	脉象
肝郁气滞证	实证	胸胁或少腹胀闷窜痛，喜太息，易怒，妇女月经不调	薄白	弦
肝火炽盛证	实热证	头晕胀痛，面红目赤，耳鸣如潮，或耳内肿痛流脓，口苦咽干，急躁易怒，胁肋灼痛，失眠或噩梦纷纭，便秘尿黄；或吐血衄血	舌红苔黄	弦数
肝阴不足证	虚证	头晕耳鸣，胁痛目涩，面部烘热或颧红，口咽干燥，五心烦热，潮热盗汗，或手足蠕动	舌红少津	弦细数
肝阳上亢证	本虚标实	眩晕耳鸣，头目胀痛，面红目赤，失眠多梦，急躁易怒，腰膝酸软，头重脚轻	舌红	弦而有力或弦细数

六、肝风内动证

以眩、麻、抽、颤等具有动摇特点为主要表现的证候。根据病因不同，临床常见有肝阳化风、热极生风、阴虚动风和血虚生风四种。

（一）肝阳化风证

【歌诀】

肝阳化风头晕痛，肢麻手颤步不正，

言謇舌红脉弦数，甚则昏仆或中风。

【概念】 肝阳化风证是指肝阳亢逆无制而导致动风所表现的证候。

【成因】 肝肾之阴久亏，阴不制阳，阳亢化风。

【要点】 以肝阳上亢病史与突发动风或猝然昏倒、半身不遂见症为辨证要点。

【表现】 眩晕欲仆，头摇头痛，语言謇涩，项强肢颤，手足麻木，步履不正，舌红，脉弦细；或突然昏倒，不省人事，口眼㖞斜，半身不遂，舌强不语，喉中痰鸣，舌红苔黄腻，脉弦有力。

【分析】 肝肾之阴素亏，不能潜藏肝阳，肝阳亢逆化风，风阳上扰，则眩晕欲仆，头摇；气血随风上逆，壅滞络脉，故见头痛；足厥阴肝经络舌本，风阳窜扰络脉，则语言謇涩；肝主筋，风动筋脉挛急，则项强肢颤，阴亏筋脉失养又见手足麻木；阴亏于下，阳亢于上，上实下虚，故步履不正，行走飘浮，摇摆不稳；舌红、脉弦细为肝肾阴亏阳亢之征。肝阳亢逆，气血逆乱，挟痰上扰，蒙闭清窍，则突然昏倒，不省人事，喉中痰鸣；风痰阻络，经气不利，则口眼㖞斜，半身不遂，舌强不语；舌红苔黄腻，脉弦有力为风火痰盛之象。

（二）热极生风证

【歌诀】

热极生风高热现，动风抽搐明显见，

角弓反张颈项强，两目上视躁扰狂。

【概念】 热极生风证是指邪热亢盛，热灼筋脉，引动肝风所表现的证候。

【成因】 多由外感温热病邪，热极动风所致。

【要点】 以高热神昏与动风见症为辨证要点。

【表现】 高热神昏，躁扰如狂，四肢抽搐，颈项强直，甚至角弓反张，两目上视，牙关紧闭，舌红绛苔黄躁，脉弦数。

【分析】 邪热亢盛，则见高热；热陷心包，而见神昏、躁扰如狂；热灼肝经，筋脉挛急，故见四肢抽搐，颈项强直，甚至角弓反张，两目上视，牙关紧闭；舌红绛苔黄躁，脉弦数为肝经热盛之征。

（三）阴虚动风证

【歌诀】

> 阴虚动风脉细数，手足蠕动耳鸣朔，
> 潮热盗汗并颧红，形体消瘦舌也红。

【概念】 阴虚动风证是指阴液亏虚，筋脉失养导致动风所表现的证候。

【成因】 多因外感热病后期阴液耗损，或内伤久病，阴液亏虚，致筋脉失养而成。

【要点】 以阴虚与动风见症为辨证要点。

【表现】 手足蠕动，眩晕耳鸣，潮热盗汗，颧红咽干，形体消瘦，舌红少苔，脉细数。

【分析】 具体分析详见肝阴虚证。

（四）血虚生风证

【歌诀】

> 血虚生风面唇淡，麻颤眴挛爪甲淡，

血不养筋动肝风，补益肝血能息风。

【概念】 血虚生风证是指由于血液亏虚，筋脉失养导致动风所表现的证候。

【成因】 多因慢性失血过多，或久病失血致筋脉失养而成。

【要点】 以血虚与动风见症为辨证要点。

【表现】 手足震颤，肌肉眴动，肢体麻木，关节拘急不利，眩晕耳鸣，面色无华，爪甲不荣，舌淡脉细。

【分析】 具体分析详见肝血虚证。

肝风四证鉴别见表8-2。

表 8-2　肝风四证鉴别

证候	性质	主症	兼症	舌象	脉象
肝阳化风证	上实下虚证	眩晕欲仆，语言謇涩，头摇肢颤，或突然昏倒，不省人事，偏瘫	头痛项强，手足麻木，步履不正	舌红苔黄或腻	弦而有力
热极生风证	热证	四肢抽搐，颈项强直，角弓反张，两目上视，牙关紧闭	高热神昏，躁扰如狂	舌红绛	弦数有力
阴虚动风证	虚证	手足蠕动	午后潮热，五心烦热，口咽干燥，形体消瘦	舌红少苔	细数
血虚生风证	虚证	手足震颤，肌肉眴动，肢体麻木，关节拘急不利	眩晕耳鸣，面白无华，视物模糊或夜盲，爪甲不荣	舌淡苔白	细

七、寒滞肝脉证

【歌诀】

寒滞肝脉阴囊缩，少腹牵引阴部痛，

形寒肢冷遇寒剧，舌淡苔白脉沉弦。

【概念】 寒邪侵袭，凝滞肝经所表现的证候。

【成因】 感受寒邪。

【要点】 以肝经部位冷痛与实寒见症为辨证要点。

【表现】 少腹牵引阴部坠胀冷痛，或阴囊收缩引痛，或见巅顶冷痛，干呕，形寒肢冷，遇寒加剧，得温痛减，舌淡苔白滑，脉沉弦或迟。

【分析】 足厥阴肝经绕阴器，抵少腹，上巅顶。寒邪凝滞肝脉，阳气阻遏，气血运行不畅，不通则痛，故少腹牵引阴部坠胀冷痛，或阴囊收缩引痛，或见巅顶冷痛，寒则气血凝涩，热则气血流通，故疼痛得温痛减，遇寒加剧；阴寒凝滞，胃失和降而上逆，则干呕；阴寒内盛，故形寒肢冷；舌淡苔白滑，脉沉弦或迟，是阴寒内盛，寒滞肝脉之象。

八、肝胆湿热证

【歌诀】

肝胆湿热郁热蒸，身目尿黄呕恶生，

舌苔黄腻脉弦数，寒热口苦胁肋痛。

或为睾肿囊湿疹，或见带下黄浊浓。

【概念】 湿热蕴结肝胆，疏泄功能失职所表现的证候。

【成因】 感受湿热之邪；或嗜食肥甘厚腻之品，湿热内生；或脾胃运化失司，湿浊化热，蕴结肝胆所致。

【要点】 以胁肋胀痛、厌食腹胀、身目发黄、阴部瘙痒与湿热见症为辨证要点。

【表现】 胁肋部胀痛灼热，厌食腹胀，口苦泛恶，大便不调，小便短赤；或见寒热往来，身目黄如橘子色；或男子阴囊湿疹，睾丸肿胀热痛，女子带下黄臭，外阴瘙痒；舌红苔黄腻，脉弦数或滑数。

【分析】 湿热内阻肝胆，肝主疏泄功能失常，气机不畅，故胁肋部胀痛灼热；肝木侮土，脾胃运化失健，则厌食腹胀、泛恶、大便不调；湿热郁蒸，胆气上逆则口苦，胆汁不循常道外溢肌肤，故身目发黄；肝胆属少阳，半表半里，湿热犯之，故寒热往来；肝经绕阴器，湿热循经下注，可见小便短赤，男子阴囊湿疹，睾丸肿胀热痛，女子带下黄臭，外阴瘙痒；舌红苔黄腻，脉弦数或滑数，均为湿热蕴结之象。

九、胆郁痰扰证

【歌诀】

胆郁痰扰胸胁满，口苦欲呕头晕痛，

舌苔黄腻脉滑数，烦热难眠悸不宁。

【概念】 痰热扰胆，胆腑疏泄失职所表现的证候。

【成因】 情志郁结，气郁化火生痰，痰热内扰而胆气不宁。

【要点】 以惊悸、失眠、眩晕、苔黄腻为辨证要点。

【表现】 胆怯易惊，惊悸不宁，烦躁不安，失眠多梦，眩晕耳鸣，胸胁满闷，口苦欲呕，舌红苔黄腻，脉弦数。

【分析】 胆为清净之府，主决断，痰热内扰，胆气不宁，故见胆怯易惊，惊悸不宁；痰热扰神，则烦躁不安，失眠多梦；胆居胁内，痰热内扰，气机不利，则胸胁满闷；胆脉络头目，痰热上扰而眩晕耳鸣；胆气上逆则口苦；胆热犯胃，胃气上逆故欲呕；舌红苔黄腻，脉弦数为痰热内郁之征。

第二节　心与小肠病辨证

心病以心主血脉的功能紊乱与心主神志的功能异常为主要病理变化，故心病常见症状有心悸怔忡、心烦、心痛、失眠多梦、健忘、神昏谵语、脉结代等；小肠病以小肠分清泌浊功能失常为主要病理变化，常见症状有小便赤涩灼痛、尿血等。

心病常见证候有心气虚证、心阳虚证、心阳暴脱证、心脉痹阻证、心血虚证、心阴虚证、心火亢盛证、痰蒙心神证、痰火扰神证及瘀阻脑络证。小肠病常见证候有小肠实热证。

一、心气虚证

【歌诀】

心气虚证心悸动，体倦乏力自汗生，

神疲气短劳则重，舌质淡嫩脉细弱。

【概念】　心气不足所表现的证候。

【成因】　先天不足、劳心过度、久病体虚、老年体衰等因素。

【要点】　以心悸与气虚见症为辨证要点。

【表现】　心悸怔忡，胸闷气短，神疲乏力，动则诸症加剧，自汗，面色淡白，舌淡苔白，脉弱。

【分析】　心气不足，鼓动乏力，则心悸怔忡；心居胸中，心气亏虚，胸中宗气运转无力，故胸闷气短；心神失养则神疲乏力；动则气耗，故活动劳累之后诸症加剧；汗为心液，心气虚则肌表不固，故自汗；气虚运血无力，气血不充，则面色淡白、舌淡苔白、脉弱。

二、心阳虚证

【歌诀】

　　心阳虚证心悸痛，形寒肢冷自汗生，

　　　　胸闷气短劳累重，舌淡苔白脉微现。

【概念】　心脏阳气虚衰所表现的证候。

【成因】　多由心气虚进一步发展致阳虚寒生所致。

【要点】　以心悸怔忡、胸闷或心痛与阳虚见症为辨证要点。

【表现】　心悸怔忡，心胸憋闷，或心痛，气短自汗，畏寒肢冷，面色㿠白，舌淡胖，苔白滑，脉沉迟无力，或微细，或结代。

【分析】　心阳不振，鼓动无力，心动失常，故心悸怔忡；胸阳不振，阳虚则寒凝，寒凝则经脉不通，轻则胸闷气短，重则心痛；心阳虚衰，卫外不固，则自汗；阳气亏虚，形体失于温煦，则畏寒肢冷；心阳虚不能运血上荣，故面色㿠白；舌淡胖，苔白滑，脉沉迟无力，或微细均为阳虚寒盛之象，脉气不相接续则脉结代。

三、心阳暴脱证

【歌诀】

    心阳暴脱同亡阳，突然冷汗呼吸弱，

    口唇青紫神不清，胸痛暴作舌紫淡。

【概念】 心阳衰极，阳气暴脱所表现的危重证候。

【成因】 多在心阳虚衰或心脉痹阻的基础上致暴脱亡阳所致。

【要点】 以心胸憋闷疼痛与亡阳见症为辨证要点。

【表现】 在心阳虚证表现的基础上，更见突然冷汗淋漓，四肢厥冷，呼吸微弱，面色苍白，或胸痛暴作，口唇青紫，甚或神志模糊，昏迷不醒，舌淡或淡紫，脉微细欲绝。

【分析】 阳气衰亡，津随气泄，故冷汗淋漓，不能温煦肢体，则四肢厥冷；血不上荣而见面色苍白，舌淡或淡紫；阳气暴脱，宗气大泄，不能助肺以行呼吸，故呼吸微弱；心阳虚衰，寒凝经脉，心脉痹阻不通，则胸痛暴作，痛势剧烈，口唇青紫；阳气外脱，心神失养，神散不收，致神志模糊或昏迷；脉微细欲绝，为阳气外亡之征。

心气虚、心阳虚、心阳暴脱三证鉴别见表8-3。

第 8-3　心气虚、心阳虚、心阳暴脱三证鉴别

证候	相同点	不　同　点
心气虚证	心悸怔忡，胸闷气短，活动后加重，自汗	面色淡白或㿠白，舌淡苔白，脉弱
心阳虚证		畏寒肢冷，心痛，面色㿠白或晦暗，舌淡胖，苔白滑，脉微细
心阳暴脱证		突然冷汗淋漓，四肢厥冷，呼吸微弱，面色苍白，或痛暴作，口唇青紫，神志模糊或昏迷，舌淡或淡紫，脉微细欲绝

四、心脉痹阻证

【歌诀】

　　心脉痹阻心悸痛，痛剧肢冷唇甲青，

　　舌质暗红有瘀点，脉搏细涩结代停。

【概念】　是指由于瘀血、痰浊、寒凝、气滞等阻痹心脉，不通则痛所表现的证候。

【成因】　多因年高体弱，正气衰减；或多食肥甘厚腻，痰浊凝聚，痹阻心脉；或外感寒邪，寒客心脉；或情志抑郁，气滞血瘀等所致。

【要点】　以心悸怔忡，心胸憋闷作痛，痛引肩背或内臂，时作时止为辨证要点。

【表现】　心悸怔忡，心胸憋闷作痛，痛引肩背或内臂，时作时止。或痛如针刺，舌紫暗或见瘀斑瘀点，脉细涩或结代；或心胸闷痛，体胖痰多，身重困倦，舌苔白腻，脉沉滑；或突发剧痛，遇寒加重，得温痛减，畏寒肢冷，舌淡苔白，脉沉迟或沉紧；或心胸胀痛、胁胀，善太息，脉弦。

【分析】 心脉痹阻证以心悸怔忡，心胸憋闷作痛，痛引肩背或内臂，时作时止为临床特征。多因正气先虚，心阳不振，失于温养，心动失常，故见心悸怔忡；气血阻滞，运行不畅，不通则痛，则心胸憋闷疼痛，手少阴心经循肩臂而行，故见痛引肩背或内臂，多属本虚标实。按其病因分为瘀阻心脉、痰阻心脉、寒凝心脉、气滞心脉等证（表8-4）。

表8-4　心脉痹阻证瘀、痰、寒、气比较

证候	常见症状	病因	症状特点
心脉痹阻证	心悸怔忡，心胸憋闷作痛，痛引肩背或内臂，时作时止	瘀阻心脉	痛如针刺，舌紫暗或见瘀斑瘀点，脉细涩或结代
		痰阻心脉	胸痛特甚，体胖痰多，身重困倦，舌苔白腻，脉沉滑
		寒凝心脉	突发剧痛，得温痛减，畏寒肢冷，舌淡苔白，脉沉迟或沉紧
		气滞心脉	胀痛，善太息，发作往往与情志因素有关，脉弦

瘀阻心脉以刺痛为特点，伴见舌紫暗或见瘀斑瘀点、脉细涩或结代等瘀血内阻的症状；痰阻心脉以闷痛为特点，伴见体胖痰多、身重困倦、舌苔白腻、脉沉滑等痰浊内盛的症状；寒凝心脉以痛势剧烈，突然发作，得温痛减为特点，伴见畏寒肢冷、舌淡苔白、脉沉迟或沉紧等寒邪内盛的症状；气滞心脉以胀痛为特点，其发作往往与情志因素有关，伴见胁胀、善太息、脉弦等气机郁滞的症状。

五、心血虚证

【歌诀】

> 心血虚证心悸忡，失眠健忘眩晕朦，
>
> 舌质淡白脉细弱，唇面淡白无华荣。

【概念】 心血不足，心失濡养所表现的证候。

【成因】 久病耗伤阴血；或失血过多；或情志不遂，气火内郁，暗耗阴血。

【要点】 以心悸、失眠、健忘与血虚见症为辨证要点。

【表现】 心悸怔忡，失眠多梦，健忘，眩晕，面色淡白或萎黄，唇舌色淡，脉细弱。

【分析】 心血不足，心失所养，心动不安，故心悸怔忡；血不养心，心神不宁，则失眠多梦；血虚不能上荣头面，故见头晕、健忘、面色淡白或萎黄、唇舌色淡，不能充盈脉道则脉象细弱。

六、心阴虚证

【歌诀】

> 心阴虚证心悸烦，少寐多梦潮热汗，
>
> 舌红少津脉细数，尿黄便秘口咽干。

【概念】 心阴亏虚，虚热内扰所表现的证候。

【成因】 思虑劳神太过，暗耗心阴；或热病、久病耗伤阴液；或因肝肾等脏阴亏，累及于心所致。

【要点】 以心悸心烦、失眠多梦与阴虚见症为辨证要点。

【表现】 心悸怔忡，心烦，失眠多梦，五心烦热，潮热，盗汗，颧红，舌红少苔，脉细数。

【分析】 心阴不足，心失所养，心动不安，故心悸怔忡；阴虚心神失养，且虚热扰心，心神不安，故心烦、失眠多梦；阴不制阳，虚热内生，则五心烦热，潮热，盗汗，颧红；舌红少苔，脉细数为阴虚内热之象，见表8-5。

表8-5 心血虚、心阴虚两证鉴别

	心血虚证	心阴虚证
相同	心悸失眠多梦	
不同点	以面色淡白，唇舌色淡等"色白"及血虚表现为特征	以口燥咽干，形体消瘦，两颧潮红，手足心热，潮热盗汗等"色红"及阴虚内热之象为特征

七、心火亢盛证

【歌诀】

心火亢盛心悸烦，口舌生疮夜难眠，

苔黄脉数舌尖红，唇红面赤口渴干。

【概念】 心火炽盛，热扰心神所表现的证候。

【成因】 感受火热之邪；或情志抑郁，气郁化火；或嗜食肥腻厚味、辛辣之品，久蕴化热生火。

【要点】 以神志、舌脉与实热见症为辨证要点。

【表现】 心烦失眠，面赤口渴，尿黄便结，或生舌疮，腐烂疼痛，或吐血、衄血，或小便赤、涩、灼、痛，甚或狂躁，神昏谵语，舌尖红绛，脉数有力。

【分析】 心主神明，火热内炽，扰乱心神则心烦失眠，甚或狂躁，神昏谵语；火邪伤津，故口渴、尿黄、便结；心之华在面，开窍于舌，火热循经上炎，则面赤、口舌生疮、腐烂疼痛；热伤血络，迫血妄行，则见吐血、衄血；心热下移小肠，故小便赤、涩、灼、痛；舌尖红绛，脉数有力为火热内盛之象。

八、痰蒙心神证

【歌诀】

　　痰蒙心神失清灵，神情痴呆意朦胧，

　　脉滑舌淡癫痫见，呕痰喉中有响鸣。

【概念】 痰浊蒙蔽心神，以神志失常为主所表现的证候。

【成因】 湿浊酿痰；或情志不遂，气郁生痰，痰气互结，蒙蔽心神。常见于癫病、痫病、痰厥或痴病等。

【要点】 以神志异常与痰浊内盛见症为辨证要点。

【表现】 神识痴呆，精神抑郁，表情淡漠，喃喃自语，举止失常；或突然昏仆，不省人事，口吐涎沫，喉中痰鸣；或面色晦滞，脘闷恶心，意识模糊，甚则昏不知人，舌苔白腻，脉滑。

【分析】 癫痫为精神失常的疾患。癫证多由肝气郁结，气郁痰凝，痰气搏结，蒙蔽心神，故神识痴呆，精神抑郁，表情淡漠，喃喃自语，举止失常；痫证多由肝风挟痰，上窜蒙蔽心窍，故突然昏仆，不省人事，口吐涎沫，喉中痰鸣；若湿浊酿痰，痰阻中焦，清阳不升，浊气上泛，则面色晦滞；胃失和降，胃气上逆，则脘闷恶心；痰浊上蒙心窍，则意识模糊，甚则昏不知人。舌苔白腻，脉滑为痰浊内盛之象。

九、痰火扰神证

【歌诀】

痰火扰神神错更，哭笑无常不识翁，

舌苔黄腻脉滑数，狂躁妄动面赤红。

【概念】　痰火内盛，扰乱心神，以神志失常为主所表现的证候。

【成因】　七情郁结，气郁化火，灼津为痰；或外感邪热，炼津为痰，以致痰火扰乱心神。

【要点】　外感病以高热、痰盛、神昏为辨证要点；内伤病以心烦、失眠、神志狂乱为辨证要点。

【表现】　发热气粗，面红目赤，躁狂谵语，便秘尿黄，或胸闷，喉间痰鸣，痰黄稠，心烦失眠，甚则狂躁妄动，打人毁物，力逾常人，胡言乱语，哭笑无常，不避亲疏，舌红苔黄腻，脉滑数。

【分析】　痰火扰神证有外感和内伤之分。外感热病中，邪热内炽，则发热气粗，面红目赤，便秘尿黄；痰火扰乱心神，见躁狂谵语；邪热灼津，痰阻气道，故见胸闷，痰黄稠，喉间痰鸣。内伤杂病中，痰火内扰心神，轻则心烦失眠，重则出现神志狂乱，故见胡言乱语、哭笑无常、不避亲疏等痰火蒙闭心神之症，而火属阳，阳主动，故病则狂躁妄动，打人毁物，力逾常人；舌红苔黄腻，脉滑数为痰火内盛之征。

十、瘀阻脑络证

【歌诀】

> 瘀阻脑络多外伤，头部刺痛不移位，
>
> 头晕经久病不愈，舌质紫暗瘀点斑。

【概念】 瘀血犯头，阻滞脑络所表现的证候。

【成因】 多因头部外伤；或久病入络，致瘀血内停，阻塞脑络所致。

【要点】 以头痛刺痛不移、头晕经久不愈与瘀血见症为辨证要点。

【表现】 头痛、头晕经久不愈，痛处固定不移，痛如针刺，或猝然昏倒，不省人事，半身不遂，或心悸，失眠健忘，或头部外伤后昏不知人，面晦不泽，舌质紫暗，或有瘀点瘀斑，脉细涩。

【分析】 瘀血阻滞脑脉，不通则痛，故头痛如针刺，固定不移；若血郁于脑，上蒙清窍则猝然昏倒，不省人事，脉络失畅，气血不荣，故半身不遂；气血瘀阻，不能上荣，清窍失养，则头晕时作；瘀血不去，新血不生，心神失养，故见心悸、失眠健忘等症；面晦不泽，舌质紫暗，或有瘀点瘀斑，脉细涩，均为瘀血内阻之征。

十一、小肠实热证

【歌诀】

> 小肠实热心热烦，面红唇赤口渴干，

舌红苔黄脉弦数，小便短赤淋涩艰。

【概念】 心火下移小肠，致小肠里热炽盛所表现的证候。

【成因】 多因心火下移小肠。

【要点】 以小便赤涩灼痛与心火炽盛见症为辨证要点。

【表现】 心烦失眠，面赤口渴，口舌生疮，溃烂灼痛，小便赤涩，尿道灼痛，尿血，舌红苔黄，脉数。

【分析】 心火内扰心神则心烦失眠，热灼伤津则口渴，心火上炎则面赤、口舌生疮，甚则溃烂灼痛；心与小肠互为表里，心热下移小肠，小肠分清泌浊功能失常，故见小便赤涩，尿道灼痛，热伤血络，迫血妄行则尿血；舌红苔黄，脉数为小肠实热之征。

第三节　脾与胃病辨证

脾病以脾主运化功能失常，致水谷、水湿不运，则化源不足、生痰聚湿，以及脾不统血，清阳不升为主要病理变化，故脾病的常见症状有腹胀腹痛、纳少、便溏、水肿、出血、内脏下垂等；胃病以受纳、腐熟功能障碍及胃失和降，胃气上逆为主要病理变化，故胃病的常见症状有脘痛、恶心、呕吐、嗳气、呃逆等。

脾病常见证候有脾气虚证、脾虚气陷证、脾阳虚证、脾不统血证、湿热蕴脾证、寒湿困脾证等。胃病常见证候有胃气虚证、胃阳虚证、胃阴虚证、寒滞胃脘证、胃火炽盛证、食滞胃脘证、胃脘气滞证、胃虚停饮证等。

一、脾（胃）气虚证

【歌诀】

> 脾气虚弱倦怠生，纳少便溏腹胀撑，
>
> 胃弱脘胀恶嗳气，面部消瘦或肿浮。

【概念】 脾（胃）气不足，运化、受纳腐熟功能失职所表现的证候。

【成因】 饮食不节；或劳累过度、思虑伤脾；或年老体衰、久病耗伤脾（胃）气。

【要点】 以胃脘隐痛、腹胀、纳呆与气虚见症为辨证要点。

【表现】 胃脘隐痛，腹胀纳呆，食后胀甚，呕恶嗳气，大便溏薄，少气懒言，倦怠乏力，消瘦，面色萎黄，或肢体水肿，舌淡苔白，脉缓弱。

【分析】 脾主运化，胃主受纳腐熟，脾胃气虚，受纳、腐熟功能减弱，故见胃脘隐痛，腹胀纳呆；食后脾气益困，故腹胀更甚；胃失和降则见呕恶嗳气；脾虚水湿不运，流注肠中则大便溏薄；浸淫肌肤则肢体水肿；脾气不足，生化乏源，肢体失养，则倦怠乏力，消瘦；中气不足故见少气懒言；气血不荣则面色萎黄；舌淡苔白，脉缓弱为脾（胃）气虚之象。

二、脾虚气陷证

【歌诀】

> 脾虚气陷脘腹坠，脱肛阴挺胃下垂，

小便混浊如米泔，久泻久痢舌淡盼。

【概念】 脾气亏虚，升举无力而反下陷所表现的证候。

【成因】 多因脾气虚进一步发展；或久泄久痢；或劳倦过度；或孕育过多、产后失养所致。

【要点】 以内脏下垂与脾气虚见症为辨证要点。

【表现】 除具有脾气虚的证候表现外，尚有头晕目眩，脘腹坠胀，便意频数，肛门重坠，或久泻久痢，或小便混浊如米泔，或脱肛、子宫下垂、胃下垂、眼睑下垂，舌淡脉弱。

【分析】 脾虚不能升清，头目失养，故头晕目眩；脾主散精，精微不能正常输布，清浊不分，反注膀胱，故小便混浊如米泔；脾气虚反而下陷，则升举无权，引起脘腹坠胀，便意频数，肛门重坠，或久泻久痢，或致脏器下垂。

三、脾（胃）阳虚证

【歌诀】
脾阳虚证寒冷生，口淡不渴便溏清，
舌淡苔白脉沉迟，纳少脘腹胀满痛。

【概念】 脾（胃）阳亏虚，失于温运，阴寒内生所表现的证候。

【成因】 多由脾胃气虚进一步发展形成，或过食生冷、误用寒凉药物，攻补太过；或久病耗伤阳气所致。

【要点】 以脾胃气虚与虚寒见症为辨证要点。

【表现】 纳呆腹胀，脘腹冷痛绵绵，喜温喜按，泛吐清水，口淡不渴，形寒肢冷，便溏，或见肢体水肿，小便短少，或见带下清稀色白量多，舌淡胖有齿印，苔白滑，脉沉迟无力。

【分析】 脾（胃）阳虚衰，运化失职，故纳呆腹胀；阳虚生内寒，寒凝气机，则脘腹冷痛绵绵，喜温喜按；不能温煦肌肤，故见形寒肢冷。中阳虚寒，不能温化水津，水湿内盛则口淡不渴；水饮内停于胃，胃失和降则见泛吐清水；水湿不化，流注肠中则见便溏；水湿溢于肌肤则肢体水肿、小便短少；水湿下注带脉不固，则见女子带下清稀色白量多；舌淡胖有齿印，苔白滑，脉沉迟无力，均为阳虚内寒之象。

四、脾不统血证

【歌诀】

> 脾不统血便衄崩，月经过多懒言生，
> 食少便溏疲乏力，舌淡苔白脉弱细。

【概念】 脾气亏虚，不能统摄血液，致血溢脉外所表现的证候。

【成因】 多由久病脾虚；或劳倦过度，损伤脾气致统摄无权所致。

【要点】 以脾气虚与出血见症为辨证要点。

【表现】 面白无华或萎黄，食少便溏，神疲乏力，少气懒言，并见出血，或便血、尿血，或肌衄、齿衄，或妇女月经过多、崩漏，舌淡苔白，脉细弱。

【分析】 脾气亏虚,运化失职,则食少便溏;脾虚气血生化乏源,又加出血,气血亏虚,故面白无华或萎黄,神疲乏力,少气懒言;脾主统血,脾气亏虚,统血无权,则血溢脉外而见各种出血:溢于肠则便血,溢于膀胱则尿血,溢于肌肤为肌衄,溢于齿为齿衄,冲任不固则见妇女月经过多、崩漏;舌淡苔白,脉细弱为气血亏虚之象。

脾(胃)气虚、脾(胃)阳虚、脾虚气陷、脾不统血四证鉴别见表 8-6。

表 8-6 脾(胃)气虚、脾(胃)阳虚、
脾虚气陷、脾不统血四证鉴别

证候	相同症	不 同 症	舌象	脉象
脾(胃)气虚证	腹胀纳少,食后尤甚,便溏肢倦,食少懒言,面色萎黄	或水肿,或消瘦	舌淡苔白	缓弱
脾(胃)阳虚证		腹痛喜温喜按,肢冷尿少,或肢体困重,或水肿,或带下清稀	舌淡胖苔白滑	沉迟无力
脾虚气陷证		脘腹坠胀,或便意频数,肛门重坠,或久痢脱肛,或子宫下垂,或小便混浊如米泔	舌淡苔白	弱
脾不统血证		便血、尿血,肌衄、齿衄,或妇女月经过多、崩漏	舌淡苔白	细弱

五、寒湿困脾证

【歌诀】

寒湿困脾头身重,黄疸呕恶纳呆溏,

脘腹痞胀时隐痛，舌淡苔白脉缓濡。

【概念】 寒湿内盛，脾阳受困，致运化失职所表现的证候。

【成因】 多因冒雨涉水；或气候阴寒潮湿；或久居寒冷潮湿；或过食肥甘生冷，致寒湿内生，脾阳不振所致。

【要点】 以脾阳受困与寒湿内盛见症为辨证要点。

【表现】 脘腹痞闷胀痛，纳呆便溏，泛恶欲吐，口淡不渴，头身困重，或身目发黄，其色泽晦暗如烟熏，或肢体水肿，小便短少，或妇女白带量多清稀，舌淡胖苔白腻，脉濡缓。

【分析】 脾喜燥恶湿，寒湿内盛，脾阳受困，运化失职，气机不畅，故纳呆，脘腹痞闷胀痛；胃失和降，故泛恶欲吐；寒湿内盛，则口淡不渴；脾主肌肉，湿性重着，则头身困重；清阳失升，则头重如裹；寒湿困阻中阳，肝胆疏泄失职，胆汁外溢，则见身目发黄，其色泽晦暗如烟熏；阳气被寒湿阻遏，不能温化水湿，水湿下注，带脉不固，则妇女白带量多清稀；流注肠中，则大便稀溏；泛溢肌肤则肢体水肿，小便短少；舌淡胖苔白腻，脉濡缓为寒湿内盛之象。

六、湿热蕴脾证

【歌诀】

湿热蕴脾尿赤黄，纳呆脘痞呕恶胀，
舌苔黄腻脉濡数，便溏不爽上阳黄。

【概念】 湿热内蕴中焦，致脾运化功能失调所表现的证候。

【成因】 感受湿热之邪；或过食肥甘厚腻；或过度嗜烟、酒、茶，致酿湿生热所致。

【要点】 以脾运化失调与湿热内阻见症为辨证要点。

【表现】 脘腹痞闷，呕恶纳呆，肢体困重，小便黄短，大便溏泄不爽，或身目发黄，色泽鲜明如橘，或皮肤发痒，或身热起伏，汗出热不解，舌红苔黄腻，脉濡数。

【分析】 湿热蕴结脾胃，运化失司，气机受阻，升降失常，故见脘腹痞闷，呕恶纳呆；脾主肌肉，湿性重着，则肢体困重，湿热下注，则小便黄短，大便溏泄不爽；湿热蕴结脾胃，熏蒸肝胆，致胆汁外溢则身目发黄，色泽鲜明如橘，或皮肤发痒；湿遏热伏，热处湿中，则身热起伏，汗出热不解；舌红苔黄腻，脉濡数为湿热内盛之征。

七、胃阴虚证

【歌诀】

> 胃阴不足口舌干，胃脘灼痛干呕逆，
> 舌红少苔脉细数，渴饮纳少或善饥。

【概念】 胃阴亏虚，胃失濡养和降所表现的虚热证候。

【成因】 多因饮食失节，过食辛辣温燥食物、药物；或情志不遂，气郁化火，灼伤胃阴；或温热病后期、吐泻太过，伤津耗液所致。

【要点】 以胃脘隐隐灼痛、饥不欲食与阴虚见症为辨证要点。

【表现】 胃脘隐隐灼痛，饥不欲食，嘈杂不舒，口燥咽干，干呕呃逆，大便干结，小便短少，舌红少津，脉细数。

【分析】 胃阴不足，虚热内生，热郁胃中，胃气不和，故胃脘隐隐灼痛，嘈杂不舒；胃失濡润，受纳失权，则饥不欲食；胃失和降，胃气上逆，故干呕呃逆；阴亏津不上承则口燥咽干；肠失濡润则大便干结，阴液亏耗则小便短少；舌红少苔，脉细数为阴虚内热之象。

八、寒滞胃脘证

【歌诀】

寒滞胃脘急暴痛，遇寒则甚得温轻，

畏寒肢冷口不渴，苔白脉弦或紧绷。

【概念】 寒邪犯胃，胃失和降所表现的证候。

【成因】 过食生冷；或脘腹受凉，寒凝胃肠所致。

【要点】 以脘腹冷痛或剧痛与实寒见症为辨证要点。

【表现】 胃脘冷痛，甚则剧痛，得温痛减，遇寒加剧，恶心呕吐，吐后痛缓，口淡不渴或口泛清水，形寒肢冷，舌淡苔白滑，脉迟或弦。

【分析】 寒邪犯胃，气机郁滞，胃失和降，故胃脘冷痛，甚则剧痛；寒为阴邪，得温则散，遇寒则凝，故得温痛减，遇寒加剧；胃气上逆则恶心呕吐，吐后寒湿可去，气机暂通，故吐后痛缓；寒邪不耗津，故口淡不渴或口泛清水；寒邪伤阳，机体失阳气温养，则形寒肢冷；舌淡苔白滑，脉迟或弦为阴寒内盛之象。

九、胃火炽盛证

【歌诀】

胃火炽盛灼热痛，口渴善饥胃热蒸，

舌红苔黄脉弦数，口臭唇烂龈肿痛。

【概念】 胃中火热炽盛，胃失和降所表现的证候。

【成因】 过食辛辣温燥、肥甘油腻之品，化热生火；或情志不遂，肝郁化火，肝火犯胃；或热邪内犯，致胃热亢盛。

【要点】 以胃脘灼痛、拒按、吞酸与实热见症为辨证要点。

【表现】 胃脘灼痛，拒按，吞酸嘈杂，食入即吐，口臭，渴喜冷饮，便秘尿黄，或消谷善饥，或牙龈肿痛溃烂，齿衄，舌红苔黄，脉滑数。

【分析】 胃热炽盛，胃腑络脉气血壅滞，故胃脘灼痛，拒按；肝经郁火，横逆脾土或挟胃气上逆，则吞酸嘈杂、呕吐，或食入即吐；胃中郁热，浊气上逆则口臭；热伤津液，故渴喜冷饮，肠道失润则便秘，小便化源不足则尿短黄；胃火炽盛，机能亢进，故消谷善饥；胃络于龈，胃火循经上熏，气血壅滞，故牙龈肿痛溃烂；热伤血络，迫血妄行，故齿衄；舌红苔黄，脉滑数为胃热炽盛之象。

十、食滞胃脘证

【歌诀】

食滞胃脘失降通，嗳腐酸臭脘腹痛，

恶心呕吐厌拒食，舌苔厚腻脉滑行。

【概念】 饮食停滞胃脘，致受纳腐熟功能失调所表现的证候。

【成因】 暴饮暴食；或脾胃素弱，复为食伤。

【要点】 以胃脘胀满或胀痛、呕吐、泄泻酸腐食物为辨证要点。

【表现】 脘腹胀满，疼痛，吞酸嗳腐或呕吐酸腐食物，吐后痛减，或肠鸣腹痛泄泻，泻下物酸腐臭秽，舌苔厚腻，脉滑。

【分析】 胃主受纳腐熟，以降为顺。食积胃脘，气机不畅，则脘腹胀满，疼痛；宿食内停，胃失和降，胃气挟食积浊气上逆，则吞酸嗳腐或呕吐酸腐食物，吐后胃气暂得通畅，故吐后痛减；若食积下移肠道，肠内则腐气充斥，气机不畅，可见肠鸣腹痛泄泻，泻下物酸腐臭秽；胃中浊气上乏，则舌苔厚腻，脉滑，上述两症状为食滞之象。

十一、胃脘气滞证

【歌诀】

> 胃脘气滞邪气扰，脘腹胀痛窜痛要，
> 嗳气肠鸣泻不爽，或见便秘舌苔厚。

【概念】 多种邪气侵扰，致胃脘气机阻滞所表现的证候。

【成因】 多种病因导致胃肠气机阻滞不畅。

【要点】 以脘腹胀痛、窜痛为辨证要点。

【表现】 脘腹胀痛、窜痛，嗳气，肠鸣矢气则痛减，痛而欲吐或欲泻，泻后不爽，或便秘，苔厚，脉弦。

【分析】 胃脘气机阻滞不通，故脘腹痞胀、疼痛走窜不定，肠鸣矢气之后胃气暂得通畅，故胀痛得减；气机紊乱，升降失常，胃气上逆则嗳气欲吐，下迫则欲泻不爽；若胃肠之气不降，则便秘；苔厚，脉弦为浊气内停，气机阻滞之象。

十二、胃虚停饮证

【歌诀】

> 胃虚停饮脘腹胀，胃肠水声辘辘鸣，
>
> 纳呆口淡吐清涎，眩晕舌淡苔白滑。

【概念】 胃气虚寒，致水液停滞于胃所表现的证候。

【成因】 多因饮食不节；或劳倦内伤，脾胃受损，运化失职，水饮停滞于胃所致。

【要点】 以脘腹胀满、胃肠水声辘辘与虚寒见症为辨证要点。

【表现】 脘腹胀满，喜温喜按，胃肠水声辘辘，呕吐清涎，纳呆，口淡不渴，头目眩晕，舌淡苔白滑，脉沉滑。

【分析】 胃气虚寒，不能温化精微，致水液内停而为水饮。饮邪停滞胃脘，凝滞气机，故脘腹胀满，喜温喜按，纳呆；饮停于胃，振之可闻脘部水声辘辘，若随胃气上逆，则呕吐清涎；饮邪内阻，清阳不升，则头目眩晕；口淡不渴，舌淡苔白滑，脉沉滑为水饮内停之征。

第四节　肺与大肠病辨证

肺病以呼吸功能减退、水液代谢输布失常以及卫外机能失调等为主要病理变化，故肺病常见症状有咳嗽、气喘、咳痰、胸痛、鼻塞流涕、水肿等；大肠病以传导功能失常为主要病理变化，常见症状有便秘、泄泻等。

肺病常见证候有肺气虚证、肺阴虚证、肺阳虚证、风寒束肺证、风热犯肺证、燥邪伤肺证、寒痰阻肺证、肺热炽盛证、痰热壅肺证等。大肠病常见证候有大肠湿热证、肠热腑实证、肠燥津亏证、大肠虚寒证、虫积肠道证等。

一、肺气虚证

【歌诀】

　　肺气虚证低微声，咳喘无力痰稀清，

　　舌淡苔白脉微弱，少气乏力汗易风。

【概念】　肺气亏虚，卫表不固，宣降失职所表现的证候。

【成因】　久病咳喘，肺气耗伤；或脾气亏虚生化不足，母病及子。

【要点】　以咳喘无力、咳痰清稀与气虚见症为辨证要点。

【表现】　咳喘无力，气短不足以息，动则益甚，咳痰清稀，面色淡白，声音低怯，神疲体倦，自汗畏风，易于感冒，舌淡苔白，脉虚。

【分析】 肺气虚弱，宣降失权，气逆而向上，故咳喘无力；宗气不足，则气短不足以息，动则益甚，声音低怯；肺气亏虚，津液失布，聚而为痰，随肺气上逆则咳痰清稀；肺气虚弱，卫表不固，腠理疏松，则自汗畏风，易于感冒；气虚则面色淡白，神疲体倦；舌淡苔白，脉虚为肺气不足之表现。

二、肺阴虚证

【歌诀】

> 肺阴虚证五心热，潮热盗汗两颧红，
>
> 舌红少津脉细数，干咳痰少嘶哑声。

【概念】 肺阴不足，虚热内生所表现的证候。

【成因】 燥热伤肺；或痨虫袭肺，耗伤肺阴；或热病后期，耗损肺阴。

【要点】 以干咳无痰或痰少而黏与阴虚见症为辨证要点。

【表现】 干咳无痰，或痰少而黏，不易咳出，甚痰中带血，口燥咽干，声音嘶哑，形体消瘦，五心烦热，午后潮热，盗汗，颧红，舌红少苔，脉细数。

【分析】 肺主肃降，性喜清润，肺阴不足，虚热内生，肺为热蒸，气机上逆则为咳嗽，且干咳痰少难咳，甚则虚火灼伤肺络，络伤血溢，则痰中带血；阴津亏虚，不能上输以润咽喉，故口燥咽干，声音嘶哑；虚火内炽，则五心烦热，午后潮热；热扰营阴，迫津外泄，则盗汗；虚火上炎，则见颧红；阴液亏虚，肌肤失养，则形体消瘦；舌红少苔，脉细数为阴虚之象。

三、肺阳虚证

【歌诀】

> 肺阳虚证肺失温，痰白清稀泡沫分，
>
> 咳喘无力畏寒冷，舌淡暗胖嫩苔白。

【概念】 阳气亏虚，肺失温煦所表现的证候。

【成因】 多由肺气虚证发展而成。

【要点】 以咳喘无力、痰白清稀与虚寒见症为辨证要点。

【表现】 面色晦暗或㿠白，咳喘无力，痰白清稀状如泡沫，气短乏力，胸闷，畏寒肢冷，或头面四肢微肿，舌淡暗、胖嫩，苔白滑，脉虚大或迟而无力。

【分析】 肺主肃降，阳气亏虚则失于宣降，故胸闷，咳喘无力，痰白清稀状如泡沫；肺主气司呼吸，肺阳气不足，则气短乏力；阳虚失于温煦，则面色晦暗或㿠白，畏寒肢冷；肺主通调水道，肺阳虚则水泛肌肤，故见头面四肢微肿；舌淡暗、胖嫩，苔白滑，脉虚大或迟而无力为阳气虚弱，痰湿内停之象。

四、风寒束肺证

【歌诀】

> 风寒束肺外寒证，恶寒无汗头身痛，
>
> 舌苔薄白脉浮紧，咳嗽气喘痰稀清。

【概念】 风寒之邪袭表，肺卫失宣所表现的证候。

【成因】 外感风寒，侵袭肺卫。

【要点】 以咳嗽气喘、痰白而稀与风寒表证见症为辨证要点。

【表现】 咳嗽，气喘，咳痰色白而稀，微有恶寒发热，鼻塞流清涕，身痛无汗，舌苔薄白，脉浮紧。

【分析】 肺合皮毛，风寒之邪外袭肌表，致肺气失宣而上逆，则见咳嗽，气喘；津液不布，聚为痰饮，且寒为阴邪，故咳痰色白而稀；寒邪外侵，损伤卫阳，肌表失于温煦，故见恶寒，卫阳被遏则发热，腠理闭塞则无汗；肺气失宣，鼻窍不利，则鼻塞流清涕；寒邪凝滞经脉，经气不利，故头身疼痛；舌苔薄白，脉浮紧为外感风寒之象。

五、风热犯肺证

【歌诀】

> 风热犯肺外热证，发热咳嗽渴咽痛，
>
> 舌红苔干脉浮数，痰黄黏稠难咳清。

【概念】 风热之邪侵表，肺卫失宣所表现的证候。

【成因】 外感风热之邪，侵袭肺卫。

【要点】 以咳嗽、咳痰黄稠与风热表证见症为辨证要点。

【表现】 咳嗽，咳痰黄稠，发热微恶风寒，鼻塞流浊黄涕，口干咽痛，舌尖红苔薄黄，脉浮数。

【分析】 风热犯肺，肺失清肃而上逆则咳嗽，风热为阳邪，灼液为痰故咳痰黄稠；肺卫失宣，正邪相争，故发热微恶风寒；鼻为肺窍，肺气失宣，且津液为风热所熏，则鼻塞流浊黄涕；风热上犯咽喉，灼伤津液，则口干咽痛；舌尖红苔薄黄，脉浮数为风热外袭之象。

六、燥邪伤肺证

【歌诀】

　　肺燥口唇咽鼻燥，发热咳嗽胸中痛，

　　舌红少津脉细数，痰黏难咳或带红。

【概念】　感受燥邪，肺失清润所表现的证候。

【成因】　秋令感受燥邪。

【要点】　以干咳、痰少与干燥少津见症为辨证要点。

【表现】　干咳无痰，或痰少难咳，甚则胸痛，痰中带血，唇、舌、鼻、咽干燥，尿少便干，或发热微恶风寒，头身酸痛，无汗或少汗，舌红苔薄白或薄黄而干，脉浮数或浮紧。

【分析】　燥伤肺津，肺失滋润，清肃失职，故干咳无痰，或痰少难咳；燥伤肺络，则胸痛或痰中带血；燥邪伤肺，失于滋润，则见唇、舌、鼻、咽干燥；肠道失润，故大便秘结，尿源不足，则小便短少；燥邪外袭，肺卫失宣，经脉不利，故发热微恶风寒，头身酸痛；若燥与寒并，寒主收引，腠理闭塞，则见无汗，舌红苔薄白，脉浮紧；若燥与热合，热为阳邪，使腠理开，则少汗，舌红苔薄黄而干，脉浮数。

七、寒痰阻肺证

【歌诀】

　　寒痰阻肺咳嗽喘，痰多色白清稀淡，

素有痰疾复感寒，脉迟或滑苔白腻。

【概念】 寒痰并见，壅阻于肺，肺失宣降所表现的证候。

【成因】 素有痰疾，复感寒邪，内客于肺。

【要点】 以咳喘、痰白清稀与里寒见症为辨证要点。

【表现】 咳嗽痰多，色白清稀，胸闷，甚则气喘痰鸣，形寒肢冷，口淡不渴，舌淡苔白腻，脉迟缓或滑。

【分析】 寒邪客肺，肺失宣降，肺气上逆则咳嗽；寒湿不化，聚而成痰，故痰多色白清稀；痰阻气道，呼吸不畅，故胸闷气喘痰鸣；寒性凝滞，阳气被郁而不达，肌肤失于温养，故形寒肢冷；舌淡苔白腻，脉迟缓或滑为寒痰内阻之象。

八、肺热炽盛证

【歌诀】

肺热炽盛本无痰，里实发热烦渴证，
面赤气粗咳嗽喘，咽喉肿痛胸亦痛。

【概念】 邪热壅肺，肺失宣降所表现的证候。

【成因】 外感风热入里，或风寒入里化热，内盛于肺。

【要点】 以肺系症状与里实热证见症为辨证要点。

【表现】 发热烦渴，面赤气粗，咳嗽气喘，胸痛，咽喉肿痛，尿黄便秘，舌红苔黄，脉数。

【分析】 热邪犯肺，肺失宣降，气逆于上，故见咳嗽气喘，胸痛；火热上炎，故发热烦渴，面赤气粗，咽喉肿痛；热伤津液，故尿黄便秘；舌红苔黄，脉数为肺热炽盛之征。

九、痰热壅肺证

【歌诀】

> 痰热壅肺热停胸，发热咳喘胸中痛，
> 舌红苔黄脉洪数，咳痰黄稠带血腥。

【概念】 痰热互结，壅盛于肺所表现的证候。

【成因】 温热之邪犯肺，或素有宿痰化热，壅阻于肺。

【要点】 以咳喘、痰多与里实热证见症为辨证要点。

【表现】 咳喘，咳痰黄稠量多或为脓血腥臭痰，壮热烦渴，胸痛，鼻翼煽动，大便秘结，小便短赤，舌红苔黄腻，脉滑数。

【分析】 痰热壅肺，肺失清肃，肺气上逆，故咳喘，咳痰黄稠量多；痰热阻滞肺络，气滞血壅，肉腐血败成脓，故见脓血腥臭痰，或痰中带血、胸痛；肺气壅滞，气道不利，故鼻翼煽动；肺热壅盛，热伤津液，故壮热烦渴、大便秘结、小便短赤；舌红苔黄腻，脉滑数为痰热壅盛之象。

十、大肠湿热证

【歌诀】

> 大肠湿热时腹痛，里急后重便血脓，
> 舌红苔黄脉滑数，或见暴注发热征。

【概念】 湿热蕴结大肠，致大肠传导功能失职所表现的证候。

【成因】 夏秋之季，感受暑热湿邪；或饮食不洁，湿热内生。

【要点】 以腹痛下痢、泄泻与湿热见症为辨证要点。

【表现】 腹痛，下痢脓血，里急后重，或暴注下泻，色黄臭秽，肛门灼热，小便短赤，发热烦渴，舌红苔黄腻，脉滑数。

【分析】 湿热之邪侵犯大肠，壅阻气机，故腹痛；湿热熏灼肠道，脉络受损，肉腐血败，则下痢脓血；湿热下迫直肠，气机壅滞不畅，大肠传导失司，则见里急后重；湿热秽浊下注，则暴注下泻，色黄臭秽，肛门灼热；湿热内盛，耗伤津液，则发热烦渴，小便短赤；舌红苔黄腻，脉滑数为湿热内盛之象。

十一、肠热腑实证

【歌诀】

> 肠热腑实热燥屎，腹满硬痛便秘结，
> 日晡潮热手足汗，甚则神昏谵语狂。

【概念】 邪热入里，与肠中糟粕相搏，致燥屎内结所表现的证候。

【成因】 多因邪热炽盛，汗出过多；或误用发汗，津液外泄，使肠中燥结，里热更甚，致燥屎内结所致。

【要点】 以腹满硬痛、便秘与里热炽盛见症为辨证要点。

【表现】 日晡潮热，手足濈然汗出，脐腹胀满疼痛，大便秘结，或热结旁流，或腹中频转矢气，或见神昏谵语，狂乱，不得眠，舌苔黄厚干焦，或起芒刺，甚则焦黑燥裂，脉沉迟而实或滑数。

【分析】 大肠属阳明经，阳明经气旺于日晡，而四肢禀气于阳明，热腾于中，蒸津外出，故日晡潮热，手足濈然（汗出而连绵不绝）汗出；邪热与糟粕互结肠道，形成燥屎，腑气不通，故脐腹胀满疼痛，大便秘结，或燥屎内结，迫肠中津液从旁而下，则为热结旁流，或燥屎内结，气从下失，则腹中频转矢气；邪热蒸腾，上灼心神，则神昏谵语，狂乱，不得眠；热结津亏，故舌苔黄厚干焦，或起芒刺，甚则焦黑燥裂；燥热内结，邪气迫急，脉见滑数；若邪热炽盛，燥屎坚滞，脉道壅滞，则脉沉迟而实。

十二、肠燥津亏证

【歌诀】

　　肠燥津亏主便秘，头晕口臭嗳气逆，
　　舌红少津苔黄燥，腹胀口燥脉细涩。

【概念】 大肠阴津亏虚，肠失濡润，以便秘为主所表现的证候。

【成因】 多因素体阴亏，久病伤阴；或年老阴血不足；或吐泻、温热病后期阴液耗伤；或产后失血、痔疮下血等所致。

【要点】 以便秘干燥、难于排出与津亏失润见症为辨证要点。

【表现】 大便干燥秘结难解，甚者数日一行，口燥咽干，或伴头晕，口臭，嗳气，腹胀，舌红少津苔黄燥，脉细涩。

【分析】 肠道阴液不足，失于濡润，传导失司，故大便干燥秘结难解，甚者数日一行；津液亏虚，不能上承，则口燥咽干；大便日久不解，腑气不通，秽浊之气不得下泄而上逆，故头晕，口臭，嗳气，腹胀；阴液不足，燥热内生，故舌红少津苔黄燥，津亏脉道失养，血行涩滞，则脉细涩。

十三、大肠虚寒证

【歌诀】

　　大肠虚寒阳气衰，腹部隐痛喜温按，
　　大便失禁甚脱肛，畏寒舌淡脉沉弱。

【概念】 大肠阳气虚衰，固摄失职所表现的证候。

【成因】 多因久泄、久痢不愈，致阳气虚衰，肠道传化、固涩功能丧失所致。

【要点】 以大便失禁及虚寒见症为辨证要点。

【表现】 大便失禁，或利下无度，甚则脱肛，伴见腹部隐痛，喜温喜按；畏寒肢冷，舌淡苔白滑，脉沉弱。

【分析】 下利伤阳，久泄久痢，大肠气虚失于固涩，故见大便失禁，或利下无度，甚则脱肛；大肠阳气虚衰，阳虚则生内寒，寒凝气滞，则见腹部隐痛，喜温喜按；机体得不到阳气的温煦，故畏寒肢冷；舌淡苔白滑，脉沉弱为阳虚阴盛之象。

十四、虫积肠道证

【歌诀】

> 虫积肠道食不洁，大便排虫或呕虫，
>
> 脐腹时痛脘嘈杂，厌嗜异食面黄牙。

【概念】 蛔虫等积滞肠道所表现的证候。

【成因】 多因饮食不洁，虫卵随食入口所致。

【要点】 以脐腹时痛、食欲异常、大便排虫或呕虫为辨证要点。

【表现】 胃脘嘈杂，脐腹部疼痛，痛无定时，反复发作，或厌食，嗜食，异食，大便排虫，面黄肌瘦，烦躁不安，睡中磨牙，或鼻痒，面部白斑，白睛见蓝斑，下唇黏膜有小粟粒状隆起，或突发腹痛，按之有条索状，甚至剧痛而汗出肢厥，呕吐蛔虫。

【分析】 虫居肠道，争食水谷，吮吸精微，故觉胃中嘈杂，并影响到脾胃的受纳、消化及运化功能，而出现厌食、嗜食、异食，久则面黄肌瘦；蛔虫内扰，则脐腹部不适而疼痛，虫动则痛，虫静则止，故虫痛常痛无定时，反复发作，或随便出而排虫；阴血不足，虚火内生，则烦躁不安，睡中磨牙；阳明大肠经入下齿，环唇口，行面颊，阳明胃经起于鼻，入上齿，布面颊，虫积肠道，湿热内蕴，循经上熏，故鼻痒、面部白斑、下唇黏膜有小粟粒状隆起；肺与大肠相表里，白睛属肺，虫居肠道，故见白睛蓝斑；若虫抱聚成团，堵塞肠道，则腹痛按之有条索状；蛔虫上窜，侵入胆道，气机逆乱，则剧痛呕吐，甚至汗出肢厥，此为"蛔厥"。

第五节　肾与膀胱病辨证

肾病以人体生长、发育和生殖机能障碍、呼吸功能减退、水液代谢失常和骨、髓、脑、发、耳及二便异常为主要病理变化，故肾病常见症状有腰膝酸软或痛，耳鸣耳聋，齿摇发脱；男子阳痿遗精，精少不育；女子经少、经闭不孕，水肿，呼吸异常，二便异常等；膀胱病以排尿异常为主要病理变化，常见症状有尿频、尿急、尿痛、尿闭、遗尿、小便失禁等。

肾病常见证候有肾精不足证、肾阴虚证、肾气不固证、肾阳虚证、肾虚水泛证、肾不纳气证等。膀胱病为膀胱湿热证。

一、肾精不足证

【歌诀】

> 肾精不足腰膝软，头晕耳鸣步履艰，
> 先天不足发育慢，早衰发堕齿枯残，
> 舌质淡嫩脉沉弱，男子精少女孕难。

【概念】　肾精亏损，以生长发育迟缓、生殖机能低下、早衰为表现的证候。

【成因】　先天禀赋不足；或后天失于调养；或久病伤肾；或房劳过度耗伤肾精。

【要点】　以小儿生长发育迟缓、成人生殖机能低下、性机能减退、早衰为辨证要点。

【表现】 小儿发育迟缓，囟门早闭，智力低下，身材矮小，动作迟钝，骨骼痿软；成人性机能减退，男子精少不育，女子经少或闭经不孕；成人早衰，发脱齿摇，耳鸣耳聋，健忘痴呆，足痿无力，舌淡，脉细弱。

【分析】 肾精不足，不能化气生血，充肌长骨，故小儿发育迟缓，囟门早闭，身材矮小，骨骼痿软；精少髓亏，则智力低下，动作迟钝；肾精主生殖，肾精亏虚，生殖机能低下，故成人性机能减退，男子精少不育，女子经少或闭经不孕；若肾精不足，可致成人早衰；肾之华在发，精不足则发易脱；齿为骨之余，精失充则齿摇早脱；耳为肾窍，脑为髓海，精少髓亏，脑海失充，故耳鸣耳聋，健忘痴呆；精亏骨失充养，故足痿无力。舌淡，脉细弱为精血亏虚之象。

二、肾阴虚证

【歌诀】

> 肾阴虚证腰膝软，头晕耳鸣五心烦，
>
> 舌红少津脉细数，遗精盗汗口咽干。

【概念】 肾阴亏虚，失于滋养，虚火内扰所表现的证候。

【成因】 久病虚劳；或温热病后期；或过服温燥劫阴之品；或房事不节耗伤肾阴。

【要点】 以腰酸耳鸣、男子遗精、女子月经失调与阴虚见症为辨证要点。

【表现】 腰膝酸软而痛，眩晕耳鸣，失眠多梦，形体消瘦，潮热盗汗，五心烦热，咽干颧红，男子阳强易举，遗精早泄，女子经少、经闭，或见崩漏，舌红少苔或无苔，脉细数。

【分析】 肾阴为人身阴液之根本，具有滋养、濡润各脏腑组织器官，并制约阳亢之功。肾阴不足，脑、骨、耳窍失养，故腰膝酸软而痛，眩晕耳鸣；心肾为水火相济之脏，肾水亏虚，水火失济则心火偏亢，致心神不宁，则见失眠多梦；肾阴亏虚，阴不制阳，虚火内生，故见形体消瘦，潮热盗汗，五心烦热，咽干颧红；肾阴不足，相火妄动则男子阳强易举，精室被扰则遗精早泄；女子以血为用，阴亏则经血来源不足，故经少或经闭；阴虚火旺，迫血妄行，则见崩漏；舌红少苔或无苔，脉细数为阴虚内热之象。

三、肾气不固证

【歌诀】

> 肾气不固腰膝软，遗精早泄头晕鸣，
>
> 舌苔淡白脉沉细，尿后余沥尿频清。

【概念】 肾气亏虚，封藏固摄功能失职所表现的证候。

【成因】 年幼肾气未充；或年高肾气亏虚；或房劳过度；或久病劳损，耗伤肾气。

【要点】 以腰酸耳鸣、遗尿、滑精或滑胎为辨证要点。

【表现】 腰膝酸软，神疲乏力，耳鸣，听力减退，小便频数而清，或尿后余沥不尽，遗尿，小便失禁，夜尿多，男子滑精、早泄，女子带下量多清稀，或胎动易滑，舌淡苔白，脉弱。

【分析】 腰为肾之府，肾主骨生髓，开窍于耳，肾气亏虚，失于充养，故腰膝酸软，耳鸣，听力减退；肾气虚，全身机能减退，则神疲乏力；肾为封藏之本，肾气有固摄下元之功，肾气亏虚，膀胱失约，则小便频数而清，固摄失司，故尿后余沥不尽，遗尿，小便失禁，夜尿多；肾虚精关不固，故男子滑精、早泄；女子带脉不固，则见带下量多清稀，任脉失养，胎元不固，而易滑胎。舌淡苔白，脉弱为肾气亏虚之象。

四、肾阳虚证

【歌诀】

> 肾阳虚证腰膝软，头晕耳鸣肢背寒，
>
> 舌淡苔白脉沉迟，阳痿神疲喜卧眠。

【概念】 肾阳亏虚，机体温煦失职所表现的证候。

【成因】 素体阳虚；或年高肾亏；或久病伤阳；或房劳过度。

【要点】 以腰膝酸冷、性欲与生殖机能减退与阳虚见症为辨证要点。

【表现】 腰膝酸软冷痛，畏寒肢冷，下肢尤甚，面色㿠白或黧黑，神疲乏力，或见性欲减退，男子阳痿、滑精早泄，女子宫寒不孕，白带清稀量多，或见大便稀溏或五更泄泻，尿频清长，夜尿多，舌淡苔白，脉沉细无力，尺部尤甚。

【分析】 肾主骨，腰为肾之府，肾阳虚衰，不能温养筋脉、腰膝，故腰膝酸软冷痛；肾居下焦，阳气不足，失于温煦，则畏寒肢冷，下肢尤甚；阳虚气血运行无力，不能上荣于面，故面色㿠白；若肾阳虚惫，阴寒内盛，则呈本脏之色而黧黑；阳虚不能鼓舞精神，则神疲乏力；肾主生殖，肾阳虚弱，生殖功能减退，故性欲减退，甚则男子阳痿、女子宫寒不孕；肾阳虚弱，固摄无权，则滑精早泄，白带清稀量多，尿频清长，夜尿多；肾阳虚衰，火不生土，脾失健运，则大便稀溏或五更泄泻；舌淡苔白，脉沉细无力，尺部尤甚为肾阳不足之象。

五、肾虚水泛证

【歌诀】

> 肾虚水泛腰膝软，头晕耳鸣肢背寒，
>
> 舌淡苔白脉沉迟，面身水肿咳痰喘。

【概念】 肾阳亏虚，气化无权，水液泛滥所表现的证候。

【成因】 多因久病及肾；或素体虚弱，肾阳亏耗所致。

【要点】 以水肿、腰以下肿甚与阳虚见症为辨证要点。

【表现】 水肿，腰以下为甚，按之没指，腰膝酸软冷痛，畏寒肢冷，腹部胀满，或见心悸气短，咳喘痰鸣，小便短少，舌淡胖苔白滑，脉沉迟无力。

【分析】 肾主水，肾阳不足，气化失司，水溢肌肤而为水肿，水湿下趋，故腰以下为甚，按之没指；水停腹部，则腹部胀满；肾阳虚，肢体失于温煦，故腰膝酸软冷痛，畏寒肢冷；或水气上逆，凌心射肺，则见心悸气短，咳喘痰鸣；膀胱气化失职，故小便短少；舌淡胖苔白滑，脉沉迟无力为肾阳亏虚，水湿内停之征。

六、肾不纳气证

【歌诀】

> 肾不纳气腰膝软，神疲自汗头晕鸣，
>
> 面白舌淡脉沉弱，呼多吸少喘息生。

【概念】 肾气亏虚，纳气无权所表现的证候。

【成因】 久病咳喘，肺虚及肾；或年老肾亏、劳伤太过，致肾气不足，纳气无权。

【要点】 以久病咳喘、呼多吸少、气不得续、动则益甚为辨证要点。

【表现】 久病咳喘，呼多吸少，气不得续，动则喘息益甚，腰膝酸软，或自汗神疲，声音低怯，舌淡苔白，脉沉弱。或喘息加剧，冷汗淋漓，肢冷面青，脉浮大无根；或气短息促，颧红心烦，口燥咽干，舌红，脉细数。

【分析】 肺为气之主，司肃降，肾为气之根，主摄纳。咳喘久延不愈，肺虚及肾致肺肾气虚，肾虚摄纳无权，气不归元，故呼多吸少，气不得续，动则喘息益甚；肾虚腰膝失养则腰膝酸软乏力；肺气虚则宗气不足，故神疲乏力、声音低怯，卫外不固则自汗，舌淡苔白，脉沉弱为气虚之象。肾气虚极，肾阳亦衰，甚至阳气虚衰欲脱，故喘息加剧，冷汗淋漓，肢冷面青；虚阳浮越，脉见浮大无根。阴阳互根，肾气不足，久延伤阴，或素体阴虚，均可出现气阴两虚之候，气短息促为肾不纳气；颧红心烦，口燥咽干，舌红，脉细数为阴虚内热之象。

七、膀胱湿热证

【歌诀】

> 膀胱湿热气化窭，排尿极频灼热痛，
>
> 舌红苔黄脉滑数，发热腰痛瘰砂红。

【概念】 湿热蕴结膀胱，膀胱气化不利所表现的证候。

【成因】 外感湿热，蕴结膀胱；或饮食不节，湿热内生，下注膀胱。

【要点】 以尿频、尿急、尿痛与湿热见症为辨证要点。

【表现】 尿频尿急，尿道灼痛，小腹胀痛，小便短赤或混浊，或尿血，或尿中见砂石，或伴有发热，腰痛，舌红苔黄腻，脉滑数。

【分析】 湿热内侵膀胱，气化不利，故小腹胀痛，湿热下迫尿道，则尿频尿急，尿道灼痛，尿色黄赤或混浊；湿热内蕴，津液被灼，故小便短少；若湿热灼伤血络，则为尿血；湿热久郁，煎熬尿中杂质成砂石，则尿中可见砂石；湿热郁蒸则发热，波及肾脏可见腰痛。舌红苔黄腻，脉滑数为湿热内蕴之征。

第六节　脏腑兼证辨证

同时出现两个以上脏器的病证，称为脏腑兼证。

脏腑兼证者，非两个以上脏器证候的简单相加，而是在病理变化过程中，存在一定的内在联系与相互影响，如脏腑之间的表里、生克、乘侮关系等，脏腑兼证则较为常见。因而掌握脏腑病证的发生、发展、传变的规律，对于临床分析判断病情的发展变化与趋势，具有重要意义。

脏腑兼证，临床应用十分广泛，证候比较复杂，除在前面脏腑辨证中涉及的一些证型如胃肠病证、肝胆湿热证等属脏腑兼证证型外，现对临床常见的脏腑兼证作一介绍。

一、心肾不交证

【歌诀】

　　心肾不交水火失，腰膝酸软失眠悸，
　　遗精梦交五心热，头晕耳鸣健忘多。

【概念】　心肾水火既济失调，心肾阴虚阳亢所表现的证候。

【成因】　多因久病虚劳，房事不节，耗伤肾阴；或思虑太过，情志忧郁化火；或外感热病等致心肾水火不济所致。

【要点】　以心悸失眠、腰膝酸软、遗精、梦交与阴虚见症为辨证要点。

【表现】 心烦不寐，惊悸多梦，头晕耳鸣，健忘，腰膝酸软，遗精，五心烦热，口干咽燥，潮热盗汗，舌红少苔或无苔，脉细数。或伴见腰部下肢酸困发冷，脉细弱。

【分析】 心烦不寐，惊悸多梦是由于肾水亏虚，心火偏亢，心神被扰所致；肾阴不足，脑髓失养，故见头晕耳鸣，健忘；腰为肾府，失肾水滋养则腰膝酸软；虚热内扰，性机能亢奋则男子遗精，女子梦交；五心烦热，口干咽燥，潮热盗汗，舌红少苔或无苔，脉细数为水亏火亢之征。若心火亢于上，火不归元，肾水失于温煦而下凝，则见腰部下肢酸困发冷，此为肾阴肾阳虚于下，是心肾不交的又一证型。

二、心肾阳虚证

【歌诀】

　　心肾阳虚心悸怔忡，水肿尿少畏寒青，
　　朦胧欲睡神疲乏，舌淡暗紫苔白滑。

【概念】 心肾阳气虚衰，温煦失职所表现的证候。

【成因】 心阳虚衰，久病及肾，或肾阳亏虚，气化无权，水气凌心。

【要点】 以心悸怔忡、水肿与虚寒见症为辨证要点。

【表现】 心悸怔忡，肢体水肿，小便不利，畏寒肢冷，神疲乏力，朦胧欲睡，唇甲青紫，舌淡暗或青紫，苔白滑，脉沉微细。

【分析】 心肾阳虚，心脉失养，故心悸怔忡；不能温煦肌肤，则畏寒肢冷；心神失养，则神疲乏力，朦胧欲睡；肾阳虚衰，膀胱气化失司，水液内停，则小便不利，泛滥肌肤则肢体水肿；阳虚运血无力，血行瘀滞，可见唇、甲、舌青紫。舌淡暗或青紫，苔白滑，脉沉微细为阳虚阴盛，血瘀水停之象。

三、心肺气虚证

【歌诀】

心肺气虚心悸咳，胸闷气短动甚疴，

痰清面白乏力汗，头晕神疲声低慢。

【概念】 心肺两脏气虚，机能活动减退所表现的证候。

【成因】 多因久病咳喘，耗伤心肺之气；或禀赋不足；年高体弱；劳倦耗气等所致。

【要点】 以心悸咳喘、胸闷气短与气虚见症为辨证要点。

【表现】 心悸咳喘，胸闷气短，动则尤甚，痰液清稀，面色淡白，头晕神疲，语声低怯，自汗乏力，舌淡苔白，脉沉弱或结代。

【分析】 心气虚，鼓动无力故心悸；肺气虚，肃降无权，气机上逆而为咳喘，气机不畅则胸闷，不能输布精微，水液停聚，故痰液清稀，动则气耗故活动后诸症加剧。气虚全身机能活动减弱，运血无力不能充养，则面色淡白，头晕神疲，舌淡苔白；宗气不足则语声低怯；卫外不固则自汗；血运无力或心脉之气不续，则脉见沉弱或结代。

四、心脾两虚证

【歌诀】

> 心脾两虚失眠悸，食少腹胀便溏齐，
>
> 面色萎黄月经漓，气血亏虚出血见。

【概念】 心血不足，脾气亏虚所表现的证候。

【成因】 久病失养；或思虑过度；或饮食不节；或慢性失血，使心血脾气亏耗。

【要点】 以心悸失眠、食少腹胀便溏、出血与气血亏虚见症为辨证要点。

【表现】 心悸怔忡，眩晕耳鸣，失眠多梦，食欲不振，腹胀便溏，面色萎黄，神疲乏力，或见皮下出血，妇女月经量少色淡，淋漓不尽，舌淡嫩，脉细弱。

【分析】 心血不足，心失所养，神不守舍，故心悸怔忡，眩晕耳鸣，失眠多梦；脾气虚弱，健运失职，则食欲不振，腹胀便溏；气血不足，则面色萎黄，神疲乏力；脾虚无力摄血，血溢脉外可见皮下出血，妇女月经淋漓不尽；血源不足则月经量少色淡；舌淡嫩，脉细弱为气血亏虚之征。

五、心肝血虚证

【歌诀】

> 心肝血虚健忘悸，麻颤眴挛经少闭，
>
> 失眠多梦头晕眩，目干模糊爪甲淡。

【概念】 心肝两脏血虚，功能活动减退所表现的证候。

【成因】 久病体虚；或思虑劳神，暗耗心血；或失血过多；或脾虚生血化源不足。

【要点】 以神志、目、筋、爪甲失养与血虚见症为辨证要点。

【表现】 心悸健忘，失眠多梦，头晕目眩，面白无华，两目干涩，视物模糊，爪甲不荣，肢体麻木，甚则震颤拘挛，妇女月经量少色淡，甚则闭经，舌淡苔白，脉细。

【分析】 心血虚，心失所养，心神不宁，故心悸健忘，失眠多梦，血虚不上荣，则头晕目眩，面白无华；目得血而能视，肝血不足，目失濡养，则两目干涩，视物模糊；肝主筋，其华在爪，肝血虚，爪甲、筋脉失养，故爪甲不荣，肢体麻木，甚则震颤拘挛；女子以血为本，心肝血虚，冲任失养，经血乏源，故月经量少色淡，甚则闭经；舌淡苔白，脉细为血虚之征。

六、脾肺气虚证

【歌诀】

脾肺气虚机能减，腹胀食少便溏显，

久咳气喘痰清稀，声低肢肿乏力现。

【概念】 由于脾肺两脏气虚，机能活动减退所表现的证候。

【成因】 多因久病咳喘，肺虚及脾；或饮食不节，劳倦伤脾，脾病及肺所致。

【要点】 以腹胀食少便溏、咳喘气短与气虚见症为辨证要点。

【表现】 食欲不振，腹胀便溏，久咳不止，气短而喘，咳痰清稀，面白无华，少气乏力，声低懒言，或见面浮肢肿，舌淡苔白滑，脉缓弱。

【分析】 脾气虚运化失职，故食欲不振，腹胀便溏；久咳不止，肺气受损，故咳嗽气短而喘；水津不布，聚湿成痰，故咳痰清稀；气虚机能活动减退，则少气乏力，声低懒言；肌肤失养，则面白无华；或水湿泛滥则面浮肢肿；舌淡苔白滑，脉缓弱为脾肺气虚之征。

七、肺肾阴虚证

【歌诀】

肺肾阴虚咳痰少，腰膝酸软遗精跑，

月经不调哑咽干，消瘦骨蒸潮热汗。

【概念】 肺肾两脏阴液亏虚，虚火内扰所表现的证候。

【成因】 久咳伤肺，肺阴及肾；或痨虫、燥热耗伤肺阴，病久及肾；或房劳过度，肾阴耗伤，不能上润，由肾及肺所致。

【要点】 以咳嗽痰少、腰膝酸软、遗精、月经不调与虚热见症为辨证要点。

【表现】 咳嗽痰少，或痰中带血，口燥咽干，或声音嘶哑，腰膝酸软，形体消瘦，骨蒸潮热，颧红盗汗，男子遗精，女子月经不调，舌红少苔，脉细数。

【分析】 肺阴不足，清肃失职，故咳嗽痰少；阴虚内热，灼伤肺络，则痰中带血；津不上承则口燥咽干；虚火熏灼会厌则见声音嘶哑；肾阴不足，失于滋养，故腰膝酸软；阴津不足，肌肉失养，而见形体消瘦；阴虚内蒸，则自觉热自骨髓蒸腾而出，且午后热势明显，故称骨蒸潮热；虚火上扰则颧红，热扰营阴则盗汗；虚火扰动精室，精关不固，则见遗精；阴亏血少，冲任空虚，故女子月经不调；舌红少苔，脉细数属阴虚内热之象。

八、肝火犯肺证

【歌诀】

　　肝火犯肺脉弦数，咳嗽痰黄甚咯血，

　　胸胁灼痛急躁怒，烦热口苦胀晕头。

【概念】 肝郁化火，上逆犯肺，肺失清肃所表现的证候。

【成因】 多因郁怒伤肝，气郁化火；或肝火循经，上逆犯肺所致。

【要点】 以咳嗽或咯血、胸胁灼痛、急躁易怒与实热见症为辨证要点。

【表现】 咳嗽阵作，痰黄黏稠，甚则咯血，胸胁痛，急躁易怒，头胀头晕，面红目赤，烦热口苦，舌红苔薄黄，脉弦数。

【分析】 肝火循经犯肺，肺失肃降，气机上逆，则咳嗽阵作，肝火灼津为痰，故痰黄黏稠，甚则火灼肺络，迫血妄行，则为咯血；肝经气火内郁，失于柔顺，则见胸胁灼痛，烦热，急躁易怒，火邪上扰则头胀头晕，面红目赤，热蒸胆气上溢则口苦；舌红苔薄黄，脉弦数为肝火炽盛之征。

九、肝胃不和证

【歌诀】

　　肝胃不和多情志，胃脘胁肋胀痛窜，

　　嗳气呃逆吞酸杂，急躁易怒也脉弦。

【概念】　肝郁气滞，横逆犯胃，胃失和降所表现的证候。

【成因】　情志不遂，肝郁犯胃；或饮食伤胃，胃病及肝。

【要点】　以胃脘、胁肋胀痛或窜痛、嗳气呃逆为辨证要点。

【表现】　胃脘、胁肋胀痛或窜痛，嗳气呃逆，吞酸嘈杂，食少纳减，情志抑郁，善太息，急躁易怒，舌红苔薄黄，脉弦或弦数。

【分析】　肝胃不和，气机不畅，故见胃脘、胁肋胀痛或窜痛；胃气上逆，则嗳气呃逆；胃纳失健则食少纳减；肝胃气火内郁，则吞酸嘈杂；肝失条达柔顺之性，故情志抑郁，善太息，急躁易怒；舌红苔薄黄，脉弦或弦数为气郁化火之象。

十、肝郁脾虚证

【歌诀】

　　肝郁脾虚胸胁窜，太息腹胀纳呆伴，

或溏不爽脉弦缓，肠鸣矢气苔白全。

【概念】 肝失疏泄，脾失健运所表现的证候。

【成因】 情志不遂，郁怒伤肝，木郁克土；或思虑伤脾，劳倦过度，脾失健运，反侮肝木。

【要点】 以胸胁胀满窜痛、善太息、腹胀纳呆便溏为辨证要点。

【表现】 胸胁胀满窜痛，情志抑郁，善太息，或急躁易怒，腹胀纳呆，腹痛欲泻，泻后痛减，或便溏不爽，肠鸣矢气，舌苔白，脉弦或弦缓。

【分析】 肝失疏泄，经气郁滞，故见胸胁胀满窜痛；肝气不舒则情志抑郁，善太息；肝失柔顺之性则急躁易怒。肝气横逆犯脾，脾失健运，则腹胀纳呆；脘腹气滞则腹痛，泻后气机得畅，故泻后痛减；气滞湿阻，则便溏不爽，肠鸣矢气；舌苔白，脉弦或弦缓为肝失疏泄，脾失健运之象。

十一、肝肾阴虚证

【歌诀】

　　肝肾阴虚头晕眩，腰膝酸软胁痛患，
　　遗精经少口燥干，舌红少苔脉细数。

【概念】 肝肾两脏阴液亏虚，虚热内扰所表现的证候。

【成因】 多因久病失调；或情志内伤；或房室太过；或温热病后期致肝肾阴亏所致。

【要点】 以头痛耳鸣、腰膝酸软、胁痛、遗精、经少与虚热见症为辨证要点。

【表现】 头晕目眩，耳鸣健忘，失眠多梦，腰膝酸软，胁痛，口燥咽干，五心烦热，颧红盗汗，男子遗精，女子经少，舌红少苔，脉细数。

【分析】 肝肾亏虚，水不涵木，肝阳上亢，则头晕目眩，肾阴不足则耳鸣健忘；腰膝失于滋养，则腰膝酸软；阴虚肝脉失养则胁痛；阴虚则热，虚热上扰，心神不安，则失眠多梦；津不上润，则口燥咽干；虚热内炽则五心烦热；虚火上扰则颧红；内迫营阴则盗汗；虚火扰动精室则男子遗精；肝肾阴亏，冲任失充，则女子经少；舌红少苔，脉细数为阴虚内热之象。

十二、脾肾阳虚证

【歌诀】

　　　　脾肾阳虚粪质清，久泻久痢或五更，

　　　　面浮肢肿尿不利，舌胖苔滑脉沉迟。

【概念】 脾肾两脏阳虚，温化失职所表现的证候。

【成因】 多因久病，脾肾失于温养；或久泄久痢，脾病及肾；或寒水久踞，肾病及脾等所致。

【要点】 以腰腹冷痛、久泻久痢、水肿与虚寒见症为辨证要点。

【表现】 形寒肢冷，面色㿠白，腰膝或下腹冷痛，久泻久痢，或五更泄泻，或完谷不化，粪质清稀，或面浮肢肿，小便不利，甚则腹胀如鼓，舌淡胖苔白滑，脉沉迟无力。

【分析】　脾肾阳气亏虚，机体失于温煦，故形寒肢冷，面色㿠白，肾阳虚不能温养，则腰膝或下腹冷痛；久泻久痢，脾虚及肾，命火衰微，脾阳更弱，互为因果，日久不愈；寅卯之交，阴气极盛，阳气未复，故黎明前泄泻，称为"五更泄"；泻下清冷水液，中夹未消化谷物，亦为脾肾阳气衰微，不能温化水谷之故；阳气虚衰，无以温化水湿，水湿泛滥肌肤，故面浮肢肿；膀胱气化失司，则小便不利，甚则土不制水，反受其克，则腹胀如鼓；舌淡胖苔白滑，脉沉迟无力为阳虚水寒内盛之象。

第九章 其他辨证方法

第一节 六经辨证

一、太阳病证

【概念】 太阳病证是指外感伤寒病初期所表现的证候。

【表现】 恶寒，头项强痛，脉浮。

【分析】 风寒侵袭，卫阳被郁，肌表失于温煦，故见恶寒；足太阳经脉从头走足，行于项背，寒滞经脉，失其柔和，故头项强痛；风寒侵袭肌表，正气抗邪于外，故脉亦应之为浮。

上述见症为太阳病的主脉主症，不论其感受何种病邪，病程长短，凡具有如此脉症，即可辨为太阳病。太阳病根据其受邪后的不同反应，又可分为太阳经证和太阳腑证。

（一）太阳经证

太阳经证，是指风寒之邪侵袭肌表，邪正相争，营卫失和所表现的证候。由于病人感受病邪的不同和体质的差异，同是太阳病经证，却有中风与伤寒的区别。

1. 太阳中风证

【歌诀】

太阳中风脉浮缓，汗出恶风重点谈，

头项强痛恶寒热，或见鼻鸣和干呕。

【概念】 为外感风邪，营卫失调所表现的证候。临床又称外感表虚证。

【表现】 发热，恶风，汗出，头痛，脉浮缓。或鼻鸣，干呕。

【要点】 以恶风，发热，汗出，脉浮缓为辨证特点。

【分析】 太阳主表，统摄营卫，风邪外袭，营卫失调，肌表失于温煦则恶风；阳气外浮与邪相争则发热；风邪伤表，卫外不固，营阴不能内守则汗出。即"阳浮者热自发，阴弱者汗自出"之意。风邪袭表，汗出肌腠疏松，营阴不足，故脉浮缓。至于鼻鸣干呕，乃是风邪壅滞，肺胃失于宣降。

2. 太阳伤寒证

【歌诀】

太阳伤寒脉浮紧，无汗恶寒作区分，
发热喘息头身痛，麻黄一汗见奇勋。

【概念】 为寒邪侵袭，卫阳被束，营阴郁滞所表现的证候。临床又称伤寒表实证。

【表现】 恶寒发热、身痛腰痛、头项强痛、无汗而喘、脉浮紧等。

【要点】 以恶寒，无汗，头身疼痛，脉浮紧为辨证要点。

【分析】 外感寒邪，束于肌表，卫阳被郁，温煦失职故见恶寒；卫阳被遏，势必郁滞化热，是以发热；故表伤于寒者，多恶寒发热同时并见。卫阳既遏，寒凝收引，营阴郁滞，筋骨失于濡煦，故见头项、肢体骨节疼痛；寒束于表，腠理闭塞，故而无汗；正气欲驱邪于外而寒邪紧束于表，所以脉见浮紧。至于喘促，乃为邪闭于外，肺气不利之象。

（二）太阳腑证

太阳腑证，是指太阳经邪不解，循经入腑，膀胱、小肠气化失司所表现的证候。太阳经邪内传于腑，因其病机和临床表现的不同，又有蓄水证和蓄血证的区别。

1. 蓄水证

【歌诀】

> 太阳蓄水浮脉主，发热恶寒汗自出，
> 渴欲饮水溲不利，少腹胀满水入吐。

【概念】 为太阳经邪内传，膀胱气化不行，水气停蓄所表现的证候。

【要点】 以太阳经证与少腹满、小便不利并见为辨证要点。

【表现】 发热，恶寒，汗出，少腹满，小便不利，消渴，或水入则吐，脉浮或浮数。

【分析】 太阳经邪未解而内传，故恶寒、发热、脉浮等表证仍在。邪热内传入腑，与水内结于膀胱，水气不化，故少腹满，小便不利；邪水互结，气不化津，津不上承，故见口渴欲饮（"消渴"在此指渴饮不止）；因其津液不升而非津液不足，水停不化，反蓄于胃，故见水入即吐的"水逆"之候。

2. 蓄血证

【歌诀】

> 太阳蓄血脉沉涩，其人如狂青紫舌，
>
> 少腹急结溲自利，大便色黑状如漆。

【概念】 为太阳经邪化热内传，邪热与瘀血互结于少腹所表现的证候。

【要点】 以少腹急硬，小便自利，如狂，便黑为辨证要点。

【表现】 少腹急结、硬满胀痛，小便自利，如狂或发狂，善忘，大便色黑如漆，脉沉涩或沉结。

【分析】 太阳经热内传，血热搏结，阻于下焦少腹，故致少腹急结、硬满胀痛；邪在血分，膀胱气化如常，所以小便自利；瘀热互结，上扰心神，轻则如狂、善忘，重则发狂；瘀热下行，随便而出，故见便黑如漆；脉沉涩或沉结，乃瘀热内阻，脉道不畅所致。

二、阳明病证

【概念】 阳明病证，是指伤寒病发展过程中，阳热亢盛，胃肠燥热所表现的证候。

【表现】 身热，不恶寒，反恶热，汗自出，脉大。

【分析】 其主要病机是"胃家实"。"胃家"泛指胃肠，"实"指邪盛，即指胃肠的实证、热证。阳明为多气多血之经，阳气旺盛，邪入阳明最易化燥化热。里热炽盛，热蒸于外，形成"蒸蒸发热"之特有热势；热迫津液外泄，则汗自出；表邪既已入里，阳明邪热亢盛，故不恶寒，反恶热；阳气盛满，热盛血涌，脉道充盈，故脉大应指有力。

阳明病证总以正盛邪实、正邪剧争为特点。由于其证候及病机的不同，又分为经证和腑证两大类。

（一）阳明经证

【歌诀】

> 阳明经证脉洪大，灼热烦渴汗巴巴，
>
> 舌红苔黄心烦躁，白虎汤方清解佳。

【概念】 为邪热弥漫全身，充斥阳明之经，而肠中糟粕尚未结成燥屎所表现的证候。

【要点】 以大热、大汗、大渴、脉洪大四大症为辨证要点。

【表现】 身大热，大汗出，大渴引饮，面赤心烦，舌苔黄燥，脉洪大。

【分析】 多系邪在太阳、少阳不解，内传阳明，无形热邪亢盛，充斥内外所致。邪入阳明，正邪交争，燥热亢盛，充斥阳明经脉，故周身大热；热势上腾，蒸灼心神，故见面赤心烦；热迫津液外泄，故大汗出；热灼津伤，汗出津更耗，故口大渴而喜饮；热盛津亏，故舌苔黄燥；热壅阳明之经，气血充溢脉道，故脉洪大。

（二）阳明腑证

【歌诀】

> 阳明腑证脉沉实，日晡潮热大便秘，
>
> 腹满硬痛而拒按，谵语狂乱不得眠，
>
> 苔黄厚燥边尖刺，手足濈然汗出矣。

【概念】 为邪热内传，与肠中糟粕相搏而成燥屎内结所表现的证候。

【要点】 以日晡潮热、手足濈然汗出、便秘、腹胀满硬痛、苔黄燥、脉沉实等为辨证要点。

【表现】 日晡潮热，手足濈然汗出，脐腹胀满硬痛而拒按，大便秘结，甚则谵语、狂乱、不得眠，舌苔黄厚干燥，边尖起刺，甚则焦黑燥裂，脉沉迟而实，或滑数。

【分析】 阳明经气旺于日晡，实热弥漫于经，故身热日晡尤甚；四肢为阳明所主，热蒸津泄，故手足濈然汗出；邪热与糟粕互结肠中，腑气闭阻不通，故脐腹胀满硬痛而拒按，大便秘结；邪热蒸腾，上灼心神，则见谵语、狂乱、不得眠等症；邪热内结而津液被劫，故舌苔黄厚干燥，边尖起刺，甚则焦黑燥裂；燥热内结于肠，脉道壅滞，则见脉沉迟而实，若邪热迫急，亦可见滑数。

三、少阳病证

【歌诀】

少阳之病脉弦先，口苦咽干目弦联，

寒热往来胸胁满，小柴胡汤及时煎。

【概念】 是指邪犯少阳胆腑，正邪交争，枢机不利所表现的证候。

【要点】 以寒热往来、胸胁苦满、口苦、咽干、目弦、脉弦等为辨证要点。

【表现】 寒热往来，胸胁苦满，口苦、咽干、目眩，默默不欲饮食，心烦喜呕，脉弦。

【分析】　少阳受病，邪热熏蒸，胆热上腾必致口苦，津为热灼则咽干，少阳风火上逆，所以目为之眩。邪正相争于半表半里之间，邪出于表与阳争，正胜则发热；邪入于里与阴争，邪胜则恶寒，故见寒热往来，此亦为少阳病的重要特征之一。少阳之脉布于胁肋，邪郁少阳，经气不利，故胸胁苦满；胆热木郁，横犯胃腑，胃气上逆，故默默不欲食，甚或时时欲呕；胆热上逆，内扰心神，故心中烦扰；胆气被郁，脉气紧张，是以脉弦。

四、太阴病证

【歌诀】

> 脾阳虚衰太阴病，舌淡脉沉缓弱形，
>
> 腹满欲吐食不下，自利不渴时腹痛。

【概念】　是指脾阳虚衰，邪从寒化，寒湿内生所表现的证候。

【要点】　以腹满时痛、自利、口不渴等虚寒之象为辨证要点。

【表现】　腹满欲吐，食不下，自利，口不渴，时腹自痛，泄泻，舌淡苔白滑，脉沉缓而弱。

【分析】　太阴脾土主湿，中焦虚寒则脾失健运，寒湿内生，气机郁滞，故腹部胀满；脾虚寒湿阻滞，则腹痛阵发；寒湿中阻，升降失司，故时欲吐，食不下；寒湿下注，水走肠间则泄泻；脾阳失于温煦运化，寒湿内停，故口不渴，舌淡苔白滑；中阳不振，寒湿内阻脉道，故脉沉缓而弱。

五、少阴病证

少阴病证，是对外感病过程中的后期阶段，全身性阴阳衰惫所表现证候的概括。少阴经属心肾，为水火之脏，人身之根本。病至少阴，已属伤寒病的危重阶段。由于人体阴阳有偏盛偏衰的不同，少阴病证，临床又有寒化证和热化证的不同类型。

（一）少阴寒化证

【歌诀】

少阴寒化脉沉微，下利清谷证属危，

舌淡厥冷但欲寐，急服四逆阳可回。

【概念】 为心肾阳气虚衰，病邪入内从阴，阴寒独盛所表现的全身性虚寒证候。

【要点】 以无热恶寒，肢厥，下利，脉微为辨证要点。

【表现】 无热恶寒，脉微细，但欲寐，四肢厥冷，下利清谷，呕不能食，或食入即吐，脉微欲绝，甚则身热反不恶寒，面赤。

【分析】 少阴阳气衰微，阴寒独盛，故无热恶寒。阳气虚衰不能鼓动血行，是以脉微细甚则欲绝；"阳气者，精则养神"，阳气衰微，神失所养，故见但欲寐之神情衰惫之态；四肢为诸阳之本，阳衰失于温运，故四肢厥冷；肾阳虚衰，火不暖土，脾胃纳运、升降失调，故下利清谷，呕不能食，或食入即吐。若阴寒盛极，格阳于外，虚阳外浮，则表现出身热反不恶寒，或面红如妆的假热之象。

（二）少阴热化证

【歌诀】

> 少阴热化舌尖红，脉象细数指征同，
>
> 口燥咽干烦不寐，黄连阿胶功效隆。

【概念】 为少阴阴虚阳亢，病邪入里从阳化热所表现的证候。

【要点】 以心烦，失眠，口燥为辨证要点。

【表现】 心烦不得眠，口燥咽干，舌尖红少津，脉象细数。

【分析】 邪入少阴从阳化热，灼耗真阴，不能上承，故口燥咽干；心肾不交，水火失济，水亏则不能上济于心，心火独亢，心神不宁，故心烦不得眠；舌尖红少津，脉细数均为阴虚阳亢之征象。

六、厥阴病证

【歌诀】

> 厥阴病证寒热杂，气上冲心消渴加，
>
> 心中疼热饥不食，食则吐蛔吃乌梅。

【概念】 对邪入厥阴所出现的阴阳对峙、寒热交错、厥热胜复等证候的概括。

【要点】 以上热下寒为辨证要点。

【表现】 消渴，气上冲心，心中疼热，饥而不欲食，食则吐蛔。

【分析】 邪入厥阴，阴阳交争，寒热错杂。肝气上逆，阳热趋上，阳并于上则上热，故见气上冲心，心中疼热；热甚伤津，故消渴饮水；阴寒趋下，阴并于下则下寒，脾失健运，中焦气机逆乱，故见饥而不欲食，强食则吐；上寒下热，蛔虫不安，则可随呕吐而出。

七、六经病证的传变

【歌诀】

> 传经方式有三种，循经越经表里崇。
> 六经序传为循经，隔一两经谓越经。
> 表里相传表里传，三种传变为常见。
> 两经三经同时现，合病概念记分明。
> 一经未罢一经起，并病两字要记清，
> 不经阳经入阴经，定为直中名称清。

【内容】 六经病证循着一定的趋向发展和变化，谓之传变。临床常见的传变方式有以下几种。

（1）传经 病邪从外侵入，逐渐向里传播，由一经证候转变为另一经证候，称为传经。传经方式有以下三种。

① 循经传：即按六经的顺序相传。太阳病不愈，传入阳明，阳明不愈，传入少阳；三阳不愈，传入三阴，首传太阴，次传少阴，终传厥阴。

② 越经传：即不按循经传次序，隔一经甚或隔两经相传。如太阳病不愈，不传少阳，而传阳明。

③ 表里传：即表里之经相传。如太阳传入少阴、阳明传入太阴等。

（2）合病　两经或三经的证候同时出现，称为合病。

（3）并病　一经证候未罢，又出现另一经证候，两经证候合并出现，称为并病。

（4）直中　凡伤寒病初起，病邪不从阳经传入，而直接侵袭发病阴经者，称为直中。

第二节　卫气营血辨证

卫气营血辨证是清代叶天士在其所著的《温热论》一书中创立的一种诊治外感温热病的辨证方法。

一、卫分证

【歌诀】

温热袭表卫分中，脉象浮数舌尖红，

发热恶寒兼口渴，或见咽喉肿痛咳。

【概念】　温热之邪侵犯肌表，卫气卫外功能失常，肺卫失宣所表现的证候。

【要点】　以发热，微恶风寒，舌边尖红，脉浮数为辨证要点。

【表现】　发热，微恶风寒，舌边尖红，脉浮数；常伴头痛、鼻塞、口干微渴、咳嗽、咽喉肿痛等。

【分析】　风温之邪，外袭肌表，卫为邪郁，故见发热，微恶风寒；温为阳邪，故多见发热重而恶寒轻。风温阳热炎上，故舌边尖红；温邪在表，脉气向外，故脉浮数。温热上扰清空，故见头痛；热伤津液，故口干微渴；

肺合皮毛，开窍于鼻，卫气被郁，肺气失宣，故鼻塞、咳嗽；肺脉上咽喉，温热上灼，故咽喉肿痛。

二、气分证

【歌诀】

> 热壅于肺气分证，舌红苔黄数脉应，
> 咳喘汗出烦渴热，麻杏石甘功效灵。
> 热扰胸膈苔微黄，心烦懊恼心不宁，
> 坐卧不安身发热，栀子豉汤是良方。
> 热结肠道脉沉实，舌苔黄燥芒刺披，
> 腹满硬痛大便秘，大承气汤用之宜。
> 枢机不利热郁胆，胆气上逆口苦谈，
> 胁痛干呕脉弦数，气分证广兼症杂。

【概念】 温热病邪内入脏腑，正盛邪实，正邪剧争，阳热亢盛所表现的证候。

【要点】 以发热，不恶寒反恶热，舌红苔黄，脉数有力为辨证要点。

【表现】 发热，不恶寒反恶热，心烦，口渴，汗出，尿赤，舌红苔黄，脉数。或兼咳喘，胸痛，痰稠色黄；或兼心烦懊恼，坐卧不安；或兼日晡潮热、腹满胀痛拒按，时或谵语、狂乱、便秘或纯利稀水；或兼胁痛、口苦、干呕、脉弦数等。

【分析】 温热病邪，入于气分，正邪剧争，阳热亢盛，故必发热；热邪从内蒸发，外灼肤腠，故不恶寒反恶热；热甚蒸腾，迫津外泄则汗出；津亏不润故口渴，热扰心神则心烦；邪从里发，热炽阳明，故舌红苔黄，脉数有力。

若邪热壅肺，肺失清肃，肺气上逆，可兼见咳喘、胸痛、痰稠色黄等症。

若热扰胸膈，郁而不宣，心神不宁，可兼见心烦懊恼、坐卧不安等症。

若热结肠道，腑气不通，邪热盛实，可兼见日晡潮热，腹满胀痛拒按，便秘。燥屎结于肠中，热迫津液从旁而下，则见纯利稀水；邪热上扰心神，则谵语、狂乱。

若热郁于胆，枢机不利，胆气上逆，可兼胁痛、口苦、干呕、脉弦数等症。

气分证具有病变范围较广，兼症繁杂的特点。凡温热病邪不在卫分，又不及营分、血分的一切证候，均属于气分证。故辨证时除抓住主症外，还必须依据兼症之特点，进一步判断病变所在的脏腑。

三、营分证

【歌诀】

> 热伤营阴脉数细，舌绛心烦不寐之，
> 神昏谵语斑疹隐，身热夜甚口不渴。

【概念】 温邪内陷，劫伤营阴，心神被扰所表现的证候。

【要点】 以身热夜甚，心烦或谵语，舌红绛，脉细数为辨证要点。

【表现】 身热夜甚，口不甚渴或不渴，心烦不寐，甚或神昏谵语，斑疹隐隐，舌红绛，脉细数。

【分析】 温邪入营，灼伤营阴，阴虚阳亢则身热夜甚；邪热蒸腾营阴之气上潮于口，故口不甚渴或不渴；营行脉中，内通于心，心神被扰，故心烦不寐，甚则神昏谵语；邪入于营，热窜血络，则斑疹隐隐。营分有热，热势蒸腾，故舌红绛；脉细数为热劫营阴之象。

四、血分证

【歌诀】

> 热入血分血妄行，脉数舌绛热夜盈，
> 躁扰神昏诸出血，犀角地黄无不灵。

【概念】 温热病邪深入血分，热盛动血、耗阴、动风所表现的证候。

【要点】 以身热夜甚，昏狂谵妄，斑疹紫暗，出血动风，舌深绛，脉细数为辨证要点。

【表现】 身热夜甚，烦热躁扰，甚则昏狂、谵妄，斑疹显露，色紫或黑，吐血、便血、尿血，舌质深绛或紫，脉细数。或兼抽搐、颈项强直、角弓反张、目睛上视、牙关紧闭等；或见持续低热，暮热早凉，五心烦热，口干咽燥，神倦，耳聋，形瘦；或见手足蠕动、瘛疭等。

【分析】 血分热盛，阴血受损，故见身热夜甚；血热扰心，心神不宁，则烦热躁扰；心神失守，则见昏狂、谵妄；热盛迫血妄行，故见出血诸病；血中炽热，故舌质深绛或紫；血热伤阴耗血，故脉细数。

若血热燔灼肝经，引动肝风，则可见抽搐、项强、上视、角弓反张、牙关紧闭等"动风"诸症。

若邪热久羁血分，劫灼肝肾之阴，阴虚阳热内扰，则可见持续低热、暮热早凉、五心烦热、口干咽燥、神倦、耳聋、形瘦等阴精不足之症；甚则出现筋脉失养、虚风内动的手足蠕动、瘛疭等症。

五、卫气营血的传变

卫气营血辨证将温热病传变过程划分为卫、气、营、血四个不同的层次，其传变规律，一般是由浅入深，由表及里，由轻转重，主要有顺传和逆传两种传变方式。

顺传：指温热病邪循卫、气、营、血的次序传变。由卫分开始，渐次内传入气，然后入营，最后入血。标志着邪气步步深入，病情逐渐加重。

逆传：指温热病邪不按上述次序及规律传变。具体表现：一是不循次序传。如卫分证不经气分，而直接传入营分、血分；或发病初期未出现卫分证，即出现气分、营分或血分证等；二是不按规律传。如卫分证未罢，又出现气分证，即"卫气同病"；气分证未罢，又出现营、血分证，即"气营（血）两燔"等。反映机体邪热亢盛，传变迅速，正气虚衰，无力抗邪，病情重笃。

第三节　三焦辨证

三焦辨证是清代吴鞠通在其《温病条辨》中所创立的用以诊治温热病的一种辨证方法。

就三焦病证而言，上焦包括手太阴肺经和手厥阴心包经的病变，多为温热病的初期阶段，病轻而浅；中焦包括足阳明胃经和足太阴脾经的病变，多为温热病的中期或极期阶段，病情较重；下焦包括足少阴肾经和足厥阴肝经的病变，多为温热病的末期阶段，病情危重。

一、上焦病证

【歌诀】

　　　　上焦病证肺心包，邪袭肺卫表热抛。

　　　　心包即是营分证，神昏谵语舌謇碰。

【概念】　温热之邪侵袭上焦手太阴肺和手厥阴心包所表现的证候。

【要点】　邪袭肺卫者，以发热、微恶风寒、咳嗽，脉浮数为辨证要点；若邪热壅肺者，以身热、咳喘、汗出、口渴、苔黄，脉数为辨证要点；若邪陷心包者，则以神昏谵语，舌謇肢厥，舌质红绛为辨证要点。

【表现】　发热，微恶风寒，头痛，咳嗽，微汗，口干，舌边尖红，脉浮数；或身热烦渴，咳嗽，气喘，汗出，口渴，苔黄，脉数；甚则高热，神昏谵语或昏愦不语，舌謇肢厥，舌质红绛。

【分析】　肺合皮毛，主表统卫，卫气被郁，肺失宣降，邪正交争，故见发热、微恶风寒、咳嗽等表证；温热之邪上扰则头痛；伤津则口干；腠理开泄则汗出；舌边尖红，脉浮数是为温邪在表之象。若在表温邪入里，邪热壅肺，肺失宣降，气逆于上，则见咳嗽，气喘；里热亢盛，内热充斥则身热；迫津外泄则汗出；口渴、苔黄、脉数均为里热炽盛之象。若肺卫热邪不解，内陷心包，灼伤心神，神明内乱，故神昏谵语；舌失主宰，故舌謇或不语；邪热内闭，阳气被遏，故身热而肢厥；里热炽盛，则舌质红绛。

二、中焦病证

【歌诀】

中焦病证即脾胃，脾见湿热胃燥热，

阳明主燥腑实证，太阴主湿升降失。

【概念】 温热之邪侵袭中焦脾胃，邪从燥化或邪从湿化所表现的证候。

【要点】 邪从燥化而阳明燥热者，以身热，腹满，便秘，渴饮，苔黄燥，脉沉实为辨证要点；邪从湿化而太阴湿热者，以身热不扬，头身困重，脘痞呕恶，苔黄腻，脉濡数为辨证要点。

【表现】 但热不恶寒，日晡益甚，面目俱赤，呼吸气粗，口干唇裂，渴喜冷饮，腹满便秘，苔黄或焦黑，脉沉实；或身热不扬，头身困重，胸脘痞闷，泛恶欲吐，小便不利，大便不爽或溏泄，舌苔黄腻，脉濡数。

【分析】 阳明主燥，温热之邪传至阳明，燥热炽盛，故但热不恶寒，日晡益甚；阳热上炎，故面目俱赤；邪热壅盛，故呼吸气粗；热炽津伤，故口干唇裂，渴喜冷饮；胃肠失润，邪热与燥屎内结，腑气不通，故见便秘而腹满胀痛；苔黄或焦黑，脉沉实均为邪实燥热，气机不畅之象。

太阴主湿，邪入中焦，脾气受困，升降失常，气机阻滞，故见胸脘痞闷，泛恶欲吐，小便不利，大便不爽或溏泄；湿遏热伏，郁于肌腠，故身热不扬；湿性重着，滞留肌腠，故头身重痛；舌苔黄腻、脉濡数是为湿热内蕴之象。

三、下焦病证

【歌诀】

> 下焦病证肝肾阴，身热颧赤神倦引，
> 手足蠕动心大动，时时欲脱脉数虚。

【概念】　温病之邪传入下焦，劫灼肝肾之阴为主所表现的证候。

【要点】　以身热，颧赤，神倦，耳聋，手足蠕动，舌绛少苔，脉虚数为辨证要点。

【表现】　身热，颧赤，手足心热于手足背，口干，舌燥，神倦，耳聋，舌红少苔，脉虚数；或手足蠕动，或瘛疭，心中憺憺大动，甚则时时欲脱。

【分析】　阴虚阳亢，虚热内扰，故见身热，颧赤，手足心热于手足背；阴虚津乏则口干，舌燥；阴精亏损，神失所养，则神倦；耳失所养，故耳聋；舌红少苔，脉虚数为阴虚阳亢之象。肝体阴而用阳，属风木而主筋，赖肾水以涵养。邪热久羁，真阴被灼，水亏木枯，筋失所养，虚风内动，故见手足蠕动，或瘛疭，心中憺憺大动，甚则时时欲脱。

四、三焦病证的传变

三焦病证的传变，一般多由手太阴肺经开始，临床常见的有"顺传"和"逆传"两种方式。从手太阴肺经自上而下，传入中焦，进而传入下焦，即为"顺传"。这一传变，标志着温病的病情由浅入深，由轻到重的病理过程。若感邪较重，体弱抗病力较差者，病邪则从肺卫直入手厥阴心包经，则为"逆传"。说明邪热亢盛，正气不足，病情危重。

第四节　经络辨证

经络辨证，是以经络理论为指导，根据经络的循行分布、功能特性、病理变化及其与脏腑的相互联系，对患者所反映的症状、体征进行综合分析，以判断其病位和病机的一种辨证方法。

经络辨证的内容虽多，总以十二经脉病证、奇经八脉病证和十五络脉病证为主，在此仅对其病证特点进行简要介绍。

一、十二经脉病证要点

各经病证包括循行部位及所属脏腑的病变。虽然各经脉循行部位及所联属的脏腑不同，临床表现各异，但其病证仍有一定的总体规律可循，主要有以下几个方面的共同特点。

（1）经脉受邪的病症多与经脉循行部位有关　如外邪

痹阻足太阳膀胱经，可见头、颈、背、腰、尻、腘、踹及脚部疼痛，足小指不用等。

（2）脏腑病候与经脉循行所属部位的症状相兼 如手太阴肺经受病既可见咳喘、气逆、肺胀、胸满、喉痛等肺气上逆之脏腑病症，又可见缺盆、肩背、臑臂内侧前缘疼痛等肺经所属部位经气不利之病症。

（3）一经受邪可累及它经 表现为多经、尤其是表里经病证共见。

二、奇经八脉病证要点

（1）督、任、冲、带四脉病证以生殖机能异常为主。如妇女月经不调、流产、滑胎、不孕、赤白带下，男子阳痿、遗精、早泄、不育等症。

（2）阴跷脉、阳跷脉病证以肢体运动障碍为主。

（3）阴维脉、阳维脉病证有表里之别，其证以疼痛、寒热为主。

三、十五络脉病证要点

（1）络脉病证的表现与本经病证基本相同。

（2）络脉病证包括了表里两经的病候。

（3）络脉色形等局部变化能反映经脉脏腑的病变。